AF455361

L'AUTOCRATIE DE LA NATURE,

OU

PREMIER MEMOIRE SUR L'ÉNERGIE *DU PRINCIPE VITAL* POUR LA GUÉRISON *DES MALADIES CHIRURGICALES*;

Lu dans la séance publique de l'Académie de Lyon, le 7 Décembre 1784.

Par M. J. E. GILIBERT, ancien Professeur d'Anatomie & de Chirurgie au College de Médecine de Lyon, de l'Académie des sciences de la même ville; Médecin en chef des épidémies de la généralité du Lyonnois, Forez & Beaujolois, Médecin ordinaire du grand Hôpital de Lyon, Conseiller aulique, & Médecin ordinaire de S. M. le Roi de Pologne, ancien Inspecteur des Hôpitaux de Lithuanie, Directeur & Professeur de l'Ecole Royale de Médecine de Grodno, Professeur d'Histoire Naturelle, de Matiere Médicale, & de Botanique dans l'Université de Wilna, &c. &c. &c.

Barbarus hic ego sum quia non intelligor illis. OVIDE.

M. DCC. LXXXV.

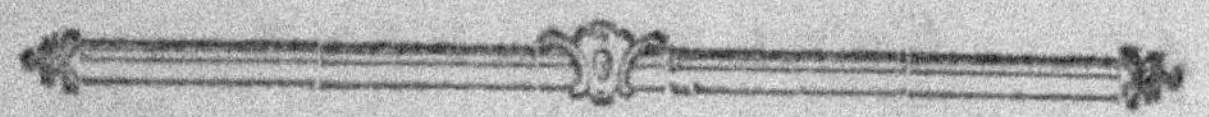

AVERTISSEMENT.

CE Mémoire & deux autres sur le même sujet, ont été demandés par quelques amis qui desiroient, pour le grand procès du magnétisme animal, les preuves de faits relatives à l'énergie de la nature dans la guérison des maladies ; ces amis ont exigé que je lusse ce que j'avois déjà écrit, dans deux assemblées de l'académie : des philosophes ayant jugé ces mémoires utiles, déciderent que l'un d'eux seroit lu dans l'assemblée publique ; mais ce que j'avois prévu, est arrivé ; on ne m'a pas compris ; on a prétendu que j'avois voulu prouver que la nature suffisoit pour la guérison de toutes les maladies, & que l'art étoit inutile ; on l'a si bien cru, qu'un de mes confreres a lu deux jours après, dans une assemblée du College de Médecine, un mémoire assez long pour prouver contre moi, " que la chirurgie étoit ,, utile & nécessaire dans les fractures ,, compliquées, les playes à la tête. ,, l'accouchement contre nature, le cal- ,, cul, &c. ,,

Après avoir entendu la lecture de ce mémoire, je me contentai de répondre à ſon auteur, que j'étois en tout de ſon avis; mais puiſque ce médecin inſtruit, qui eſt auſſi chirurgien très- éclairé, a cru que je voulois anéantir l'art par mes aſſertions, d'autres ſans doute m'ont attribué un paradoxe auſſi étrange; c'eſt pour les diſſuader que je me vois contraint de livrer à l'impreſſion mes Mémoires ſans additions ni corrections, (*) n'ayant d'autres vues que de détruire des bruits peu avantageux, que l'on s'eſt empreſſé de répandre : ceux qui voudront ſe donner la peine de lire avec quelque attention les faits que je rapporte, ſeront convaincus que j'ai propoſé une grande vérité qui peut ſeule procurer à l'art de guérir une certitude que les théories les plus plauſibles ne lui ont pas encore aſſurée, & que bien loin de déclarer la ſaine chirurgie inutile & dangereuſe, je la crois abſolument néceſſaire dans bien des cas, ſur-tout lorſqu'elle eſt exercée par des artiſtes éclairés. Ceux

(*) Les additions que j'ai cru néceſſaires, ſont renvoyées au bas des pages en forme de notes.

qui connoiſſent bien mes ſentimens ſur cet art très-précieux, ſavent que peu de médecins honorent autant que moi les vrais chirurgiens ; ils n'ignorent pas que ſans intérêt j'ai autrefois loué dans mes écrits les Poutaux, les Graſſot, les Colomb, les Puit, les Guérin, les Preſſavin, les Carré, les Janin & autres célebres artiſtes qui dans cette ville ont obtenu une réputation bien méritée; je les ai loués avec candeur & ſans réticence ; on peut croire que dans la ſuite je rendrai le même hommage à tous ceux qui par des découvertes utiles, ſe rendront recommandables à la ſociété (*).

Je ne préſente ici qu'un eſſai écrit à la hâte ; cependant tel qu'il eſt, s'il peut ramener à la médecine hypocratique quelques victimes de la médecine trop agiſſante, il ne ſera pas ſans utilité : le tems viendra, peut-être, où je pourrai tra-

(*) Je ne cite que les célébres chirurgiens de notre ville, dont les ouvrages ou les mémoires académiques ſont connus des ſavans : pluſieurs autres encore méritent l'eſtime du public, & on peut même avancer que le College de Chirurgie de Lyon préſente un grand nombre d'artiſtes éclairés, qui ſeront un jour connus de toute l'Europe.

vailler à loiſir un plus grand ouvrage, qui préſentant la ſérie complette des obſervations qui établiſſent les droits irréfragables de la nature, mettra la médecine expectante à l'abri de toutes les attaques de ces injuſtes agreſſeurs qui ſe pavanent hardiment d'une foule de guériſons qu'elle ſeroit en droit de revendiquer, ſi des juges compétans connoiſſant toutes ſes reſſources, étoient chargés d'en faire l'analyſe.

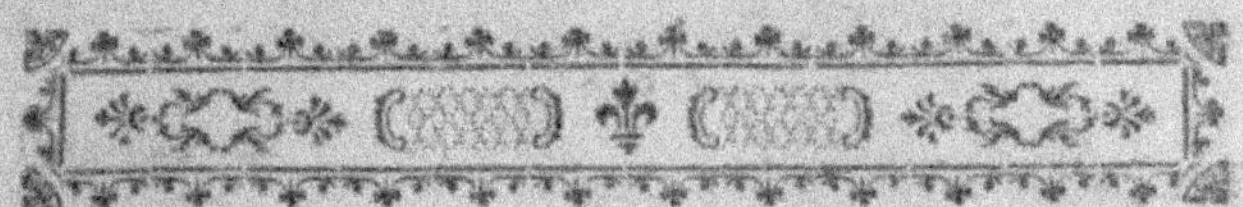

MÉMOIRE
SUR L'ÉNERGIE
DU PRINCIPE VITAL,
Pour la guérison des maladies chirurgicales.

OU

L'AUTOCRATIE
DE LA NATURE.

Multi curantur sine medico. HIPPOCRATES.

J'AI eu l'honneur, Messieurs, d'offrir à l'Académie, au commencement de cette année, la nouvelle édition des Œuvres posthumes du plus célebre praticien de nos jours, de l'immortel DE HAEN; chargé de diriger cette édition, j'ai cru devoir faire connoître aux jeunes médecins, l'excellence de la médecine hippocratique ou expectante, que ce professeur de Vienne a si souvent prêchée : je me suis acquitté de cette tâche d'une maniere syntétique, dans la préface qui est à la tête de ses Instituts de pathologie; dans l'analyse qui les termine, en présentant en abrégé les belles obſervations rapportées par De Haen ; j'en ai ajouté un grand nombre extraites de mes *Adverſaria*, dont pluſieurs tendent à établir, par analyſe, cette grande & importante vérité : que la nature guérit, que ſans ſes efforts ceux des médecins ſont inutiles ou dangereux, que très-ſouvent elle ſe ſuffit à elle-même, que ſi elle a beſoin de ſecours, ils ne peuvent être utiles qu'autant que l'artiſte ſe ſoumet à ſes méthodes, à ſes goûts, & emploie ſeulement des remedes capables de la ranimer lorſqu'elle eſt foible, ou de modérer ſes efforts lorſqu'ils ſont trop véhémens. J'ai fait voir que l'Autocratie de la nature pouvoit ſeule fournir à l'art de guérir des fondemens inébranlables ; mais les bornes d'une préface, & le laconiſme d'une table analytique, ne m'ayant pas permis de donner à mes preuves tout le développement dont elles étoient ſuſceptibles, j'ai entrepris de les raſſembler dans une ſuite de mémoires que je ſoumets avec confiance au jugement des ſavans ſans préjugés, qui peuvent ſeuls juger le grand procès des avantages de cette précieuſe médecine expectante. Dans le premier mémoire que j'ai déjà lu à l'académie, j'ai fait connoître ce que peut la nature dans les maladies les plus graves ; mais ces maladies n'étant point les élémens de la médecine hippocratique ou d'expectation, je me propoſe dans celui-ci de développer l'énergie de cette médecine pour la guériſon des maladies externes qui ſont quelquefois très-graves.

Je ne doute nullement que la contemplation de ces incommodités & des maladies chirurgicales guéries ſans remedes, n'ayent donné lieu à étendre les prétentions de la nature à preſque toutes les maladies les plus ſérieuſes que nous voyons guérir chaque jour, quoique traitées par des remedes ſouvent oppoſés.

Tout ce que nous allons rapporter ne ſera que la demonſtration de fait d'une aſſertion d'un des plus célebres médecins de ce ſiécle, de Sthal : la voici. *Efficacia ipſius naturæ ut in praxi medica, ita etiam in chirurgica eminenter concurrit : artifex enim nihil magis ferè poteſt, quam ſolas vias diſponere, & impedimenta removere, reliquam univerſam reſtitutionem ſola natura perficit ; nempe deletum tonum in ipſa parte reaſſumit, fibrillas ſolutas iterum conſarcit, fractis oſſibus callum inducit, pus generat, &c. &c.*

Si l'énergie de la nature concourt puiſſamment dans la guériſon des maladies internes, elle n'a pas moins de reſſources pour le traitement des maladies chirurgicales ou externes. Dans ces maladies, l'artiſte ne peut preſque autre choſe que diſpoſer les voies, éloigner les obſtacles ; la nature ſeule opere la réintégration des parties léſées : ſavoir, en ranimant le reſſort des parties, en réuniſſant & recolant les fibres ſéparées, déſunies ; en formant ſeule le cal dans les fractures ; elle ſeule fait former le pus (ce baume naturel) ; elle ſeule ſait conduire les plaies à cicatriſe, &c. Voyez *la Chirurgie de Junker*, diſciple avoué de Stahl, dans ſon *Conſpectus chirurgiæ*, ouvrage rédigé d'après les cahiers dictés par Sthal, dans l'univerſité de Halle.

1°. Ce que nous éprouvons chaque jour nous prouve que le principe vital a été doué par l'auteur de la nature, d'une faculté qui tend ſans ceſſe à éloigner & expulſer par différens couloirs les matieres hétérogènes nuisibles acres, putrides qui, mêlées avec la masse de nos humeurs, occasionneroient promptement les maladies les plus sérieuses : l'excrétion des urines, des matieres fécales, de la sueur, de la bile, de la salive, de l'humeur même spermatique, bien méditée, prouve cette importante vérité. Qu'une cause méchanique, un calcul, par exemple, obstrue le canal de l'uretre empêche le cours des urines; souvent en un ou deux jours, la fievre survient qui est bientôt suivie par le délire, l'assoupissement, l'apoplexie & la mort. Combien de maladies graves sont occasionnées par une suppression de transpiration; combien d'accidens se succédent, si une obstruction, ou le spasme, les calculs biliaires, empêchent le cours de la bile & la laissent stagnante dans la masse des humeurs. Le développement de ces faits très-nombreux, fourniroit matiere à plusieurs mémoires : contentons-nous de conclure de ce simple énoncé, qu'un Médecin naturaliste ou expectant, voit tous les jours sur lui-même, & sur les sujets les plus vigoureux, le travail d'une nature active, agissante, qui éloigne à chaque heure les causes des maladies éminentes les plus graves.

2°. Non seulement l'homme modéré dans ses besoins, lui présente cette énergie, mais encore celui qui se livre avec excès à ses desirs, lui en fournit chaque jour des preuves plus sensibles : que l'adulte le plus vigoureux, mange sans ménagement, qu'éprouve-t-il? une chaleur plus vive à la peau, les pulsations du pouls sont plus nombreuses, le mal de tête, l'anxieté vers la région de l'estomac, la tension du ventre, la sueur, les éructations n'annoncent-elles pas une vraie fievre, des spasmes? l'évacuation qui succede à tout ce travail n'est-elle pas une vraie crise?

Qu'un sujet ait bu avec excès quelques liqueurs spiritueuses; l'état de léthargie, la fievre avec un pouls plein & véhément, la chaleur, n'annoncent-elles pas une vraie fievre qui est terminée par la sueur, & souvent par le vomissement d'une grande quantité de glaire.

3°. Qu'un homme se livre trop long-temps au sommeil, qu'observe-je à son réveil? des bâillements répétés, des pandiculations, une toux, les crachats, l'éternuement, mouvemens salutaires qui tendent à débarrasser les organes des humeurs stagnantes qui se sont accumulées pendant le sommeil.

4°. Qu'un bouton se développe au visage; dès le commencement on ne sent qu'une légére tumeur, peu-à-peu elle s'échauffe, grossit, rougit, cause de la douleur; deux jours suffisent pour la voir suppurer, se dessécher, tomber en croute, & ne laisser aucune cicatrice: l'histoire de ce très-petit phlegmon, devient celle des inflammations internes ou externes les plus graves; dans les unes & les autres je vois le même travail & la même guérison, qui ne dépend pas plus de l'artiste que celle du petit bouton en question. J'ai vu une foule de phlegmons de furoncles, de panaris, qui ont suppuré & se sont cicatrisés sans aucun remede; j'en ai moi-même éprouvé de semblables; si le noyau inflammatoire est considérable, ce travail est plus vif, les parties voisines se tuméfient, la fievre devient sensible, mais c'est toujours la même énergie; la nature qui l'excite, qui forme l'inflammation, la suppuration, qui remplit la cavité de l'abcès par un nouveau tissu cellulaire, qui sait seule former la cicatrice; chaque jour des milliers d'animaux sont guéris de semblables tumeurs, par les seuls efforts de la nature; nos paysans qui ne font aucun remede dans ce cas, comme dans tant d'autres, ou qui appliquent des remedes absurdes, ne sont-ils pas également guéris?

J'ai vu des phlegmons de toute grandeur, de grandes tumeurs inflammatoires sur les bras, les jambes, quelques-unes même faisoient des fusées dans le tissu cellulaire des muscles; toutes ces tumeurs, dis-je, ont suppuré d'elles-mêmes, se sont purgées du pus par la seule ouverture faite par la nature, se sont remplies de nouvelles chairs. Eh! qui n'admireroit avec entousiasme ces fievres locales, dans la seule tumeur ou dans son voisinage; comment la nature pousse le pus à la surface interne de la peau; comment elle amincit cette peau qui est si dense, si épaisse dans l'état de santé; comment elle proportionne toujours l'ouverture à la nature de la tumeur; l'inflammation des mamelles après les couches, est sur-tout admirable par sa terminaison; des tumeurs énormes suppurent, de petites ouvertures se forment, le pus s'évacue & après la guérison on distingue à peine la cicatrice; la nature fait seule cet ouvrage, & plût à Dieu qu'on n'employât pas si souvent des incisions avant le tems, des injections, qui quelque douces qu'elles soient, sont aux yeux des vrais chirurgiens, des corps étrangers qui empêchent la suppuration, l'accroissement des nouvelles chairs, & causent souvent des callosités avec des ulceres fistuleux.

Je pourrois alléguer en preuves, une foule d'observations de tumeurs inflammatoires guéries sans remedes; mais je les crois inutiles: parmi ceux qui m'entendent, la moitié peut-être ont été guéris de semblables tumeurs, sans remedes & sans médecins; je dis plus, je pourrois proposer une épreuve qui a déjà été faite pour les plaies: qu'on traite cent tumeurs inflammatoires sans remedes; que cent autres le soient par les artistes avec tous leurs instrumens, leurs onguens & leurs emplâtres, je suis certain que de leur côté il n'y aura ni un plus grand nombre de guérisons par résolution, ni un plus grand nombre par suppuration, & ce qui est quelque chose, j'ose assurer que les cicatrices dirigées par la nature, seront moins hideuses dans le plus grand nombre de cas, que celles qui auront été procurées par l'art.

5°. Les maladies externes dépuratoires qui paroissent sous forme de pustules, de croutes, de dartres, de suintemens, de gales, ne méritent pas moins notre admiration; je ne peux m'empêcher de rire en lisant les causes le plus souvent assignées par les auteurs: on nous parle d'ordures qui ont irrité la peau, tandis que je vois ces hommes destinés aux travaux les plus immondes, les vuidangeurs, ceux qui mondent les cheminées, n'offrir presque jamais de semblables ulcérations: assurons donc, d'après l'obſervation, que dans ce cas, la peau devient un égout par lequel la nature ſe débarraſſe de pluſieurs humeurs dégénérées, qui retenues, cauſeroient de grands maux : en effet, quel eſt le praticien qui n'a pas vu naître les convulſions, le rhumatiſme, l'apoplexie, la toux, la phtiſie, même la démence, en faiſant deſſécher ces ulcérations? parcourez les maladies déterminées juſques à ce jour, vous vous aſſurerez que chacune des ulcérations cutanées repercutées, ont donné lieu à tous ces maux; ces ulcérations répercutées ſont, la gale, les dartres, la rache, la teigne : ſur cent exemples que je pourrois alléguer, tirés de nos *adverſaria*, je me contenterai du ſuivant, parce qu'il rétablit une ancienne méthode biſare, mais très-précieuſe.

Une fille de ſept ans, ayant eu une rache deſſéchée, fut attaquée quelque tems après, d'une toux violente, avec perte d'appétit; la maigreur devint bien-tôt exceſſive; la diarrhée & la fievre continuelle. On avoit eſſayé tous les moyens connus; je propoſai au médecin qui la traitoit, la maniere dont les poux cauſent des petits ulceres très-analogues à ceux des raches; je lui dis que dans tous les tems de raches répercutées, pluſieurs médecins du nord, ordonnoient d'augmenter la vermine; que j'avois vu des ſujets ramenés d'un état plus malheureux; ce médecin, qui a du génie (M. Vitet) & qui ſait adopter une nouvelle méthode, lorſqu'il la croit utile, ordonne ſur le champ ce ſingulier ſecours, & avant trois ſemaines, il eut le plaiſir de voir diſparoître la fievre, la diarrhée & la toux; l'enfant reprit l'appétit, s'engraissa, & depuis ce tems a joui de la santé la plus parfaite. Dès les premiers jours l'ancienne rache repullula plus que jamais.

De ce fait, & de mille autres que nous pourrions alléguer, nous devons conclure que ces éruptions cutanées, bien loin d'être regardées comme des maladies, doivent être le plus souvent respectées, (au moins par les médecins qui savent voir en grand,) comme des dépurations salutaires, analogues à celles d'un âge plus avancé, qui se présentent sous la forme d'ulcères, de crachements pituiteux, de goutte, d'hémoroïdes, & qu'on ne doit pas plus songer à les guérir qu'à les sécher ; l'expérience ayant appris que guérir les cauteres naturels, c'est vouloir changer un mal léger, pour un autre bien plus funeste ; d'ailleurs la nature sait bien dans quel tems il faut tarir ces écoulemens qu'elle ménage. Ne voyons-nous pas les croutes de lait disparoître à deux ans, les raches à sept, les ulcères scrophuleux à l'âge de puberté? la goutte, les dartres ne cessent presque jamais, parce que les sujets qui en sont affligés, ont besoin de dépuration jusques à la mort, & ces dépurations les garantissent d'une foule d'autres maladies qui seroient mortelles.

6°. L'appareil des hémorragies n'est pas moins surprenant, & nous prouve encore mieux l'énergie de la nature, pour prévenir les maladies ; cependant par le plus fatal des préjugés, les hommes se sont opiniatrés à regarder comme maladie ce qui est l'instrument de leur salut : la plétore ou la trop grande quantité de sang est une des causes les plus générales de nos maux ; lorſqu'elle exiſte, la nature excite des ſpaſmes qui font refouler les humeurs ſur certaines parties, & cauſent l'ouverture des extrêmités des vaiſſeaux exhalans, qui bien-tôt laiſſent écouler une aſſez grande quantité de ſang. Dans les jeunes gens, le refoullement ſe fait à la tête, ce qui rend l'hémorragie du nez ſi fréquente. De vingt à trente ans, le travail ſe porte ſur la poitrine, ce qui donne lieu aux crachemens de ſang, aux fluxions de poitrine : dans les adultes, le travail ſe porte ſur les organes inférieures, d'où réſulte l'appareil hémorroïdal. Ces évacuations de ſang arrivent périodiquement, elles ſont ſouvent très-néceſſaires, pour la conſervation de l'individu ; STHAL, qui a ſi bien ſuivi, d'après les faits, la marche de la nature, a traité en grand maître cette doctrine des hémorragies ; mais par une fatalité ſinguliere, depuis près d'un ſiecle que ſes diſciples répetent ſans ceſſe ſa précieuſe doctrine, elle n'a pu encore devenir partie de la médecine populaire : on veut encore arrêter les hémorragies, des ſaignemens de nez, des hémorroïdes ; pourquoi n'a-t-on donc pas auſſi regardé les menſtrues comme une maladie, & n'a-t-on pas fait des efforts pour les ſuprimer.

7°. *Ipſa natura, mediante ſuo balſamo naturali* (*pure*) *quem ſecum vehit omnia vulnera curat ; NENTER. fund. med.*

Si les ulcérations & les hémorragies nous ont fait admirer le ſublime travail de la nature, il ne nous paroîtra pas moins ſurprenant dans les ſolutions de continuité, appellées plaies pour les parties molles, & fractures pour les os. Je remarquerai

remarquerai premiérement que les animaux sauvages blessés chaque jour par nos chasseurs, & enfin mis à mort, nous offrent de grandes cicatrices qui nous prouvent clairement que la nature a su guérir ces plaies profondes. 2°. Que j'ai vu des plaies très-graves sur des chiens, guérir même après avoir été long-tems rongées par les vers, guérir dis-je sans remedes ni onguent. 3°. Les paysans, les ouvriers & les écoliers ne voient-ils pas leurs petites plaies, même exposées au contact de l'air, se consolider d'elles-mêmes, & se cicatriser ? 4°. Chez les sauvages qui sont sans cesse en guerre, trouve-t-on d'habiles chirurgiens pour les panser, après les batailles ? mais pour résoudre pleinement la question, savoir si la nature guérit seule les plaies, voici une épreuve faite en grand, épreuve peu connue, & cependant sûre; du tems de la régence, un célebre charlatan bien protégé, étoit sur le point d'obtenir cent mille livres pour le secret d'un eau vulnéraire qui guérisoit toutes les plaies; cependant le Duc d'Orléans s'avise de consulter Chirac son premier médecin, qui lui demande sérieusement la préférence; il assure avoir découvert une eau admirable, pour produire les mêmes miracles : » on confie à l'un & à l'autre le même nombre de malades blessés, ceux de Chirac guérissent plutôt ; enfin il avoue au Prince qu'il n'a envoyé à l'hôpital que de l'eau de la Seine : j'oserai disputer le même prix, même sans cette eau, contre tous les onguens & emplatres connus jusques à ce jour; j'ai vu de grandes plaies dans l'hôpital de Grodno, nous ne faiſions autre choſe que d'appliquer un ſimple défenſif; nous mettions rarement la plaie à nud, & nos malades guériſſoient plutôt qu'auparavant, ſur-tout lorſque les chirurgiens allemands employoient leurs onguens variés & très-composés. (*)

Je ne pouvois me laſſer d'admirer comment tous les phénomènes d'une plaie tendoient à ſa guériſon : après la ſolution de continuité, la plaie s'élargit, les chairs ſe racorniſſent; par là, les arteres ſont reſſerrées & ceſſent bientôt de donner du ſang ; quelque tems après les levres ſe bourſoufflent, ſe tuméfient, la chaleur ſurvient, le bleſſé ſent un battement dans toutes les arteres voiſines; cette chaleur, cette fievre eſt néceſſaire pour ſéparer du vif les extrêmités deſſéchées, racornies par le contact de l'air : cette chaleur & cette fievre ſont naître dans la plaie même un baume naturel, une liqueur douce, onctueuſe; ce baume eſt le pus qui empêche l'effet dangereux du contact de l'air. Le plus ſouvent une croûte impénétrable couvre la plaie : croûte formée par les débris des vaiſſeaux coupés & du tiſſu cellulaire : croûte qui monte à meſure que les chairs renaîſſent, & qui ne tombe que lorſque pouſſée à la ſurface, elle devient inutile. Cette croûte eſt remplacée par la cicatrice qui ſe forme rapidement. Si les plaies ſont profondes, ce travail

---

(*) Je ne concois pas comment on peut nier l'énergie de la nature pour la guériſon des plaies, tandis que nous voyons tous les jours nos célebres chirurgiens, n'employer ni onguent, ni emplâtres pour conſolider les grandes ſolutions de continuité qu'ils occaſionnent dans l'opération de la lithotomie, de la fiſtule à l'anus.

ne s'en fait pas moins, & il est sûrement retardé ou empêché par les injections de prétendus vulnéraires, qui, comme les célèbres chirurgiens de nos jours l'avouent, sont le fruit de l'ignorance de ce que pouvoit la nature.

Il y a plus, dans certains cas, sans suppuration, pour un travail rapide & inconcevable, le recollement se fait, les vaisseaux s'abouchent, se collent, & la plaie n'offre qu'une croûte seche qui tombe quelques jours après. La chirurgie des *Curtorum* qui fut inventée par Taliacot, & confirmée par des expériences dont nous avons été témoins, est fondée sur cette observation ; on vous fabrique un nez avec un morceau de la cuisse; ce nez artificiel s'adapte aux chairs vives du reste amputé. C'est par cette magie que l'on voit des doigts se recoller, qui n'étoient adhérens que par un filet de peau ; nous avons vu une oreille abattue d'un coup de pied de cheval à peine adhérente par un filet, se recoller parfaitement ; me dira-t-on que le recollement dépend de l'art ? la nature seule le procure par une méthode occulte dont elle s'est jusqu'à ce jour réservé le secret.

8°. Le repompement d'une grande masse de sang extravasé est encore le résultat de l'énergie de la nature. J'ai vu des échymoses énormes disparoître sans topique. *Voyez* à ce sujet les observations que j'ai rapportées dans l'analyse de la pathologie de M. DE HAEN.

Ne voit-on pas très-souvent des épanchemens dans la tête, qui ont produit la léthargie & autres accidens graves, cesser par la seule énergie de la vie que peut atténuer ce sang épanché, & le repomper par les vaisseaux inhalans dans la partie engorgée.

Un paysan de Grodno tombe d'un échafaudage ; sa tête porte sur un tas de pierre ; on me l'apporte sans connoissance, le sang ruisseloit par le nez & par les oreilles ; le lendemain affection soporeuse, vomissement bilieux ; le troisieme jour le pouls s'éleve, devient plus fréquent ; le quatrieme la léthargie cesse, il sent une violente douleur de tête, une hémorragie par le nez la fait cesser. Le onzieme tous les symptômes se dissipent, le seizieme il est renvoyé sain & bien portant. *Voyez* dans l'analyse de HAEN une observation plus décisive ; le pus suintoit à travers les pores du cuir chevelu.

9°. Enfin les fractures nous prouvent combien cette énergie du principe vital est puissante ; on ne peut méditer l'histoire de la formation du cal sans admirer les vues sublimes de la providence. Une substance plus dure que le bois le plus dense, comme noyée dans les chairs, l'os de la cuisse, par exemple, est cassé en deux pieces : la nature seule fait ramollir les extrêmités des parties, faire suinter un suc moelleux, allonger des fibres nouvelles, les unir avec un nouveau tissu cellulaire, les arroser par le secours de nouvelles arteres, de nouvelles veines. J'ai vu tout ce développement paroître successivement dans des fractures sur des animaux ; c'est le même dans l'homme. Tout l'art du chirurgien consiste, comme l'a très-bien dit STHAL dans le passage énoncé au premier paragraphe, à savoir rapprocher les deux portions de l'os rompu, de maniere à conserver la figure naturelle du membre, à contenir les parties réduites : la nature seule fait le reste & elle fait plus encore, elle fait comme l'expérience nous l'a appris, régénérer de longues portions intermédiaires enlevées dans les fractures compliquées ; on a vu de longs fragmens de l'humerus ou os du bras, du tibia ou os de la jambe entiérement régénérés. Nous avons vu une branche entiere de l'os de la machoire inférieure, des grandes lames des pariétaux réintégrés par un cal prolongé ; l'art n'a à revendiquer dans ce grand travail que d'avoir éloigné les obstacles. 10°. Non seulement la nature fait résoudre les engorgemens inflammatoires, réunir les plaies, consolider les os fracturés ; mais encore par un travail plus singulier, expulser les corps étrangers ; si on veut bien saisir sa marche, il faut méditer sur les faits les moins compliqués ; qu'un corps étranger, bois ou métal, soit engagé dans les chairs, une épine, par exemple, quels sont les accidens qui surviennent? je vois une douleur vive qui est suivie par une suppuration peu étendue autour de cette épine, bientôt le pus en se développant dans toute la longueur, la souleve & l'entraîne ; à peine est-elle expulsée que la douleur cesse & que la plaie se consolide ; appliquez sur la peau un fragment de pierre à cauterre, cette substance la ronge, en détruit l'organisation ; la mort attaque toute la partie de la peau que la pierre à cauterre a touchée, cette portion doit en être séparée comme une partie gangrennée ; aussi l'apperçois-je dans l'espace de quelques jours, se noircir, se dessécher, offrir l'aspect d'une escare gangrenneuse ; je vois bien-tôt un cercle purulant qui la détache du vif ; au dessous commence le même travail de ſuppuration, qui continue juſqu'à ce que ce fragment de peau qui avoit perdu la vie ſoit entiérement tombé; après ſa chûte, quelques jours ſuffiſent pour régénérer une nouvelle portion, & pour clorre cette ouverture; le pus lui-même ſi utile à la nature pour expulſer tout corps étranger, devient étérogene, s'il eſt renfermé dans une capacité, il peut alors cauſer les plus grands ravages & même la mort; auſſi la nature ſait-elle s'en débarraſſer par des routes inconnues aux plus célebres anatomiſtes, on a vu avec ſurpriſe des abcès dans la tête, dans la poitrine, dans le bas-ventre, & même aux extrémités, dont la matiere purulente a été repompée & expulſée par les voies urinaires; n'a-t-on pas vu des parties gangrenées ſéparées par les ſeuls efforts de la nature, non ſeulement ſur la ſurface du corps; mais des membres entiers, des portions d'os altérés, n'ont-elles par été cernées & ſéparées du vif par le ſeul travail de la nature? j'ai vu une portion du cubitus, longue d'un pouce, ainſi ſéparée par la ſeule énergie de la nature; voyez encore l'analyſe de la pathologie de *Haen*, dans laquelle j'ai préſenté pluſieurs obſervations que je peux à peine indiquer, vu la briéveté qui m'eſt preſcrite.

Qu'une liqueur âcre irrite les membranes de l'œil; voyons avec quel appareil la nature toujours féconde en reſſources, tend à ſe débaraſſer de cette acrimonie; je vois les mouvemens des paupieres qui ſe ſuccedent avec rapidité; les larmes coulent avec tant d'abondance que bientôt l'irritant eſt ou adouci ou entraîné. Par les mêmes moyens de contraction, la nature n'évacue-t-elle pas des calculs des reins & de la vessie , des calculs biliaires , & des graviers de la trachée-artere, si ces corps étrangers sont d'un volume assez petit pour pouvoir surmonter la résistance des canaux? Et n'a-t-on pas vu causer par leur irritation des abcès par l'ouverture desquels ils se sont fait jour. Ce qui a donné probablement lieu à la fameuse opération de la Litotomie ou de l'extraction de la pierre, opération qui, pour le dire en passant, offre une plaie très-grave que la nature seule conduit à cicatrice. On a vu sortir d'un abcès au périné un gros calcul qui avoit abcédé la vessie; & après son extraction, le sujet aussi bien guéri que s'il avoit été opéré par le plus habile artiste.

Les bornes d'un mémoire académique ne me permettent pas de vous exposer tous les moyens qu'emploie la nature pour se délivrer des corps étrangers qui peuvent lui nuire. Si je vous racontois seulement ce que j'ai vu, sans toucher à cette foule d'observations consignées dans les archives de l'art, j'aurois bien de quoi exciter votre admiration; des aiguilles avalées & conduites sans accident jusqu'à l'évacuation naturelle, d'autres traversant le tissu cellulaire & se faisant jour à travers la peau, des balles errantes ramenées à la surface de la plaie par les seuls efforts de la nature, des vers ayant percé les intestins, causer des abcès à la surface du ventre, être évacués, & les ulceres des intestins, de la peau, guéris par la seule énergie de la vie.

Tous ces faits & mille autres que je passe sous silence, ne prouvent-ils pas que comme la sentence d'Hippocrate, qui est à la tête de ce mémoire, l'annonce, l'auteur de tout bien a construit les corps organisés, de maniere que les mêmes organes qui chaque jour les conservent, les réintegrent & réparent leurs pertes, peuvent encore, par une énergie innée, éloigner plusieurs causes de destruction. (*)

Que conclurre de ce singulier tableau de la guérison des maladies chirurgicales ? que presque tous les remedes produisant la suppuration, la cicatrice, guérissant les plaies, les vulnéraires; que les remedes formant le cal, sont des êtres chimériques. Aussi avons-nous observé ailleurs que nos matieres médicales sont très-riches en médicamens balsamiques, vulnéraires, suppuratifs, parce que l'ignorance de ce que pouvoit la nature, a fait attribuer aux remedes appliqués sur les plaies, les tumeurs & les fractures, des effets qui étoient une suite de l'énergie de la nature.

Je n'ai point parlé des ulceres, parce qu'ils sont causés par des empêchemens, comme con-

---

(*) Que ceux qui ont cru pulvériser mes assertions par un long étalage des heureuses opérations de l'art, ne s'imaginent pas avoir gain de cause : 1°. de ce que l'art peut soulager la nature, il ne s'ensuit pas pour cela que le travail de celle-ci soit imaginaire. 2°. Si on me pousse à bout, je peux assurer d'avance, qu'en exposant avec candeur d'une part l'impuissance de la nature dans plusieurs maladies, & de l'autre les bons & mauvais procédés des meilleurs artistes qui se glorifient de la dominer, je démontrerai qu'à tout considérer, il seroit plus avantageux aux hommes qu'on laissât toujours agir seule cette bonne nature ; il est vrai que souvent, par impuissance, elle succomberoit, mais combien de malades seroient guéris par elle, qui sont certainement chaque jour jugulés par les artistes qui ignorant très-souvent & l'espece de maladie qu'ils combattent, & l'énergie des remedes qu'ils emploient, agissent à peu près au hasard ; & j'ose le dire : les morts seroient bien plus nombreux encore, si cette bonne nature qu'ils vilipendent avec tant de dédain, ne réformoit pas dans le silence, leurs bévues.

tact de l'air, corps étrangers, virus, dépurations d'humeurs. En les mondant & les ramenant à l'état des plaies fraîches, ou en corrigeant les vices des humeurs, comme le Syphilitique, le ſcrophuleux, le dartreux & le ſcorbutique: la nature ſeule les guérit. Si au contraire ils ſont des égouts ménagés pour dépurer la maſſe des humeurs, bien loin de les tarir, il faut les entretenir; on doit regarder ces ulceres comme des cauteres naturels, qui deviennent néceſſaires.

Voilà donc à quoi ſe réduit cet art ſi vanté de la chirurgie, à laiſſer travailler la nature, à éloigner les obſtacles, à la fortifier lorſqu'elle languit: les mêmes ſecours que nous employons pour les maladies internes produiſent ces effets ſalutaires. Si un ſujet eſt foible, a la fibre lache, les chairs pouſſeront mal, ou la plaie ſe changera en ulceres œdémateux. Alors les amers, les aromatiques, les âcres, en irritant les fibres, en augmentent la ſenſibilité, réveillent la nature qui donne du ton, du reſſort aux mêmes fibres. Si au contraire le ſujet griévement bleſſé eſt jeune, robuſte, plétorique, très-irritable, la fievre trop forte excite une inflammation très-vive, une ardeur, une ſoif, le délire & autres accidens funeſtes, comme les convulſions: dans ce cas, il faut affoiblir l'irritabilité par des ſaignées, les tempérans, les adouciſſans, les anodins, les calmans. Ainſi tout l'art du chirurgien ſe réduit à trois choſes, éloigner les obſtacles, enlever les corps étrangers, nétoyer les plaies, ranimer les fibres trop lâches, ce qui eſt rare, ou affoiblir, relâcher les fibres trop élaſtiques, ce qui n'eſt pas auſſi fréquent qu'on veut bien nous le dire: ceux qui ſavent combien de ſauvages, jeunes, forts & robuſtes ſont guéris de plaies effrayantes ſans chirurgien & ſans topique, ne ſeront pas éloignés de notre avis.

Terminons ce mémoire qui ne paroîtra intéreſſant qu'aux philoſophes, par un aveu qui ne nous coûte pas de grands efforts : nous avons été contraints d'étudier pendant dix années conſécutives la chirurgie dans le plus grand détail. Ayant été appellé à profeſſer cette ſcience même dans cette ville, nous avons été obligés de l'exercer à Grodno dans les hôpitaux qui nous étoient confiés ; en réſumant les connoiſſances réelles des médecins & des chirurgiens de ce ſiecle, nous avons trouvé que ces derniers, ſur-tout les plus célebres, avoient mieux connus les reſſources de la nature que nos maîtres, (ſi on en excepte le grand *Sthal.*) Si on doute de cette aſſertion, qu'on liſe *La Motte*, le *Dran*, les auteurs des mémoires de l'académie de chirurgie, & quelques chirurgiens anglois, italiens & allemands ; ils ont oſé parler de la nature, lui rendre dans les cas les plus graves, l'honneur de la guériſon. Ils ont eu le courage de ſimplifier leur matiere médicale : quelques anodins, quelques émolliens, quelques aromatiques amers leur ſuffiſent. Ils ont oſé déclamer, connoiſſant les reſſources de la nature, contre les amputations trop multipliées, (ſur-tout Baldinger) contre les inciſions inutiles ; (*) ils ont oſé admirer le tra-

(*) Voyez la précieuſe diſſertation de Baldinger, traduite en François par un des plus grands praticiens de ce ſiecle, le fameux Tiſſot ; après avoir bien lu & relu cet excellent morceau, raſſemblez toutes les amputations inutiles faites juſqu'à ce jour, & oſez après cela dire avec emphaſe : qu'en général les amputations dans les cas de fractures compliquées, ont été plus utiles que nuiſibles à la ſociété.

vail de la nature dans l'accouchement, avouer que ſur cent, à peine un ſeul exige l'aide de la main. Ils ont proſcrit avec indignation ces fers inutiles qui ont cauſé la mort de tant de meres, & d'un plus grand nombre encore d'enfans.

Oſons à leur exemple, porter dans le traitement des maladies internes, cette noble ſimplicité ſi long-tems deſirée ; oſons donc annoncer aux hommes de tous les états, que nos organes irrités par quelque cauſe que ce ſoit, ſont diſpoſés de maniere par l'auteur de la nature, que tous leurs efforts tendent à atténuer, expulſer par les différens couloirs, toute humeur dégénérée & nuiſible ; oſons leur apprendre que la douleur, la fievre, les convulſions même, ne ſont pas toujours des maladies, qu'au contraire, ce ſont le plus ſouvent des mouvemens utiles, pour guérir la plétore, diſſiper les engorgemens & autres principes inconnus, qui ſont les maux réels ; ſur-tout, ne ſoyons que ſpectateurs peu agiſſans des efforts de la ſage nature, n'ordonnons que peu de remedes & les plus ſimples, les plus vulgaires, parce qu'ils ſont les plus efficaces ; enfin, aidons cette nature ſans vouloir en être les tirans. *Medicus ſit naturæ miniſter non tirannus. Autocratiam naturos antiquorum multi, iique principes medici profeſſi ſunt. v. g. Hypocrates dixit : multi curantur ſine medico, item Celſus. Magni morbi curantur abſtinentia & quiete. Unde dolendum eſt hanc artis cinoſuram à recentiarum pleriſque preterviderі.*

Natura eſt morborum medicatrix : ſibi ſufficit, convenienter agit. Congruas plerumque vias eligit. Plus valet natura in curandis graviſſimis morbis plusque spei alit quam splendissimus artis medicæ apparatus.

» Plusieurs malades guérissent sans médecins.

» Pour guérir les maladies les plus graves, » souvent la diete & le repos suffisent.

» La nature guérit seule les maladies ; elle a » des ressources qu'elle seule sait employer.

» Elle peut fournir à l'art de guérir des fon- » demens solides & inébranlables.

» Les anciens ont mieux connu que les mo- » dernes, ce que peut la nature ; c'est une vraie » calamité qu'un principe si sûr & si solide ait » été négligé de nos jours. »

Ces passages qui paroîtront très-hardis aux médecins trop agissans, ne sont pas cependant extraits de mes ouvrages ; on les peut lire (& cent autres analogues) dans Hippocrate, Celse, Baglivi, Sydenham, Baillou, Stahl, Junker : ces grands noms ne suffient-ils pas pour faire obtenir grace à mes assertions ; elles ne tendent qu'à confirmer par des faits isolés, les sentences de ces célebres médecins, qu'à poser à l'art de guérir, des fondemens inébranlables, qui résisteront aux attaques du pironisme le plus sévere : en effet, qui ne voit que tant que les médecins ont voulu déduire leurs indications de principes rationels, de théories arbitraires, la médecine clinique a été sans cesse bouleversée, ou presque entiérement changée ; qui ne sait que les qualités occultes ont été annéanties par les attaques de *Vanhelmont*, les dogmes de ce réformateur n'ont-ils pas été pros- crits par les mécaniciens ? Ceux-ci ont-ils été trai- tés plus favorablement par les animistes? les organistes modernes ne tournent-ils pas en dérisions la plupart des assertions théoriques du grand *Boerhawe*? mais tout à travers de ces vicissitudes, les observations d'Hippocrate, d'Aretée, de Celse, de Galien, tous médecins expectans ou soumis à la nature, restent intactes, & sont de nos jours, la boussole des praticiens; celles des *Baillou*, des Durets, des Houliers, qui tendent à développer les précieux dogmes du sage de Cos, sont encore en vénération. Les ouvrages de Sidenham & de Baglivi, dignes éleves de la nature n'ont rien perdu de leur éclat; ces dogmes sont aussi sûrs que ceux des théoriens sont incertains; ils ne sont qu'une série de corollaires de ce grand principe que la nature guérit seule les maladies, que tous les symptômes que chaque maladie présente à l'observateur, tendent à une fin salutaire, à atténuer, dépurer, expulser une matiere inutile ou nuisible; que le praticien doit seulement modérer les trop grands efforts, ou ranimer les forces languissantes; & en ne faisant que cela, il ne sera pas moins précieux à l'humanité, & l'art de guérir ne sera pas moins nécessaire. En effet, cette nature bienfaisante succomberoit souvent dans son travail, si l'artiste ne venoit à son secours, où ses forces languissantes ne pourroient suffire à la coction, sans nos remedes fortifians; nous prouverons dans la suite, combien l'art de guérir peut triompher dans le traitement des maladies, & sans sortir de notre sujet, l'opération de la litotomie, ou l'extraction de la pierre, celle de la fistule, de l'hernie, de la cataracte, des fractures compliquées, des gangrenes, les accouchmens contre nature, ne prouvent-elles pas que la chirurgie peut se glorifier de plusieurs guérisons, que l'on attendroit bien en vain de la nature? le traitement des maladies inflammatoires internes, des poisons, de la vérole, des skires, des obstructions, des hydropisies, ne prouve-t-il pas aussi combien le médecin instruit peut revendiquer de guérisons que la nature seule présente bien rarement aux hommes, d'où nous devons conclure que pour le bonheur des hommes, on doit desirer des médecins & des chirurgiens qui connoissant parfaitement toutes les ressources de la nature, sachent l'abandonner à elle-même dans tous les cas où l'expérience a démontré qu'elle peut se suffire à elle-même, sachent l'aider dans les circonstances où, par foiblesse, elle pourroit succomber, supprimer ses mouvemens inutiles ou nuisibles, & dans quelques circonstances rares, lui résister, agir pour elle, vu l'inutilité & le danger de ses efforts.

Si dans la suite tous ceux qui exercent la médecine sont imbus de ces principes, alors seulement les philosophes qui ont osé attaquer la médecine comme un art mensonger, en parcourant ses dogmes émanés de l'expérience & liés à un principe général, (l'autocratie de la nature) seront les premiers à louer un art devenu certain, & qui auparavant n'offroit que conjectures, théories arbitraires, principes hippothétiques souvent diamétralement opposés dans les mêmes écoles; alors ces hommes faits par leur génie & la profondeur de leurs connoissances, pour donner le ton à leur siecle, à leur patrie & à leur société, apprendront au reste des hommes qui tôt ou tard répetent les assertions des philosophes, à ne pas exiger de leurs médecins d'être actifs lorsqu'il faut observer, d'ordonner des remedes, lorsque la nature prépare une évacuation critique ; ils leur feront connoître les vrais limites de l'art, ce qu'il peut, & ce qu'ils doivent en attendre. Ces connoissances devenues générales, on ne verra plus des vieillards opulens demander des quintescences pour rajeunir ou pour revivre encore ; on ne verra plus ces individus nés informes ou avec des visceres mal organisés, vouloir avec de l'or que les médecins leur donnent une constitution athlétique ; on ne verra plus des Magnats s'étant assurés par leurs déréglemens une vieillesse anticipée, vouloir recouvrer leurs forces, sans renoncer à leurs excès.

Le savant lui-même apprendra que sans exercice & sans une vie souvent automatique, les études trop long-tems soutenues sont les plus nuisibles des débauches, qu'on ne peut le rétablir sans l'arracher aux séductions des muses, ou sans l'empêcher de méditer ; de plus encore, ils sauront que plusieurs maladies, que la nature ou l'art peuvent le plus souvent guérir par une suite d'une foule de causes inconnues, ont été & seront souvent mortelles pour les hommes de tout âge, de tout état & de toute condition ; ils n'imputeront donc point, comme on le fait aujourd'hui, la mort des personnes attaquées de pleuresie, de petite vérole, de fievre maligne, & de cent autres maladies, à l'ignorance ou aux bévues de leurs médecins, mais plutôt à la mauvaise constitution du sujet, à sa foiblesse, à une organisation primitivement trop délicate.

Toutes ces connoiſſances réunies pourront alors fournir les matériaux d'un livre encore à faire, d'un livre des plus utiles, que l'on pourroit appeller la médecine populaire : livre qui n'apprendroit pas à tous les hommes à ſe traiter : prétention chimérique, vu la foule des connoiſſances que l'art de guérir exige, mais qui leur apprendroit à n'être pas les dupes du charlataniſme, de l'ignorance & de la mauvaiſe foi de cette foule de gens qui, ſans titre, ſans études, & ſans honneur, oſent ſe dire médecins, le perſuadent & marquent chaque jour de leur vie par des meurtres & des aſſaſſinats.

C'eſt contre ces hommes nuiſibles & pervers que les philoſophes devroient faire retentir leur voix, & non contre les vrais artiſtes qui, ſoumis à la nature, ont été, ſont & ſeront toujours les conſolateurs de l'homme ſouffrant, & des pauvres malheureux, qui ſinceres dans leurs prétentions, n'annoncent modeſtement que ce que peut leur art, qui ne promettant jamais des guériſons incertaines, ignorent encore plus l'art d'agraver par leurs propos des maladies légeres.

Ces vrais artiſtes annobliſſent leur profeſſion par le déſintéreſſement avec lequel ils exercent. Vous comptez parmi vous, Meſſieurs, les modeles de ces hommes précieux à la patrie que je viens de vous dépeindre ; nos colleges de médecine & chirurgie en poſſedent auſſi pluſieurs. Puiſſe leur exemple les multiplier encore pour le bonheur de nos concitoyens & de leurs deſcendans.

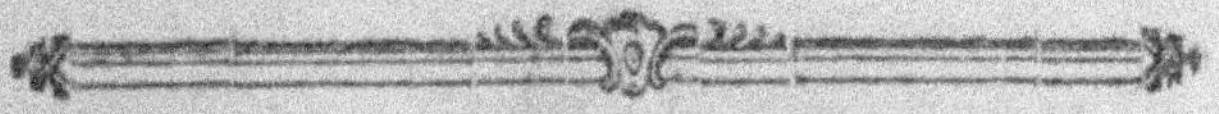

SECOND MÉMOIRE SUR L'AUTOCRATIE *DE LA NATURE*,

Dans lequel on prouve que la nature guérit les maladies internes, comme fievres, inflammations, convulsions, douleurs, évacuations, &c. &c. &c.

NATURA morborum medicatrix : naturæ legibus qui nescit obtemperare, hominibus nescit opitulari. Naturam in acutis & inflammatoriis observare satis est. Natura multas habet vias quæ captum medicorum fugiunt. Quiescere meliùs est, quàm aliquid molire.

« La Nature guérit les maladies aigues. Celui qui ne sait pas condescendre aux mouvemens de la Nature, ne peut secourir les hommes, dans les fievres & les inflammations. Que le médecin ne soit le plus souvent que spectateur bénévole. La nature a plusieurs ressources qui surpassent l'intelligence des médecins. Il est donc plus avantageux que les médecins soient expectans, que s'ils font des essais nuisibles ou incertains. BAGLIVI. » *Voyez* plusieurs articles de sa pratique, dans laquelle ce grand médecin revient sans cesse à ce principe : Que la nature guérit. *Natura morborum medicatrix.*

J'étois encore bien jeune lorsqu'en 1762 j'osai soutenir une thèse à Montpellier sous la présidence du célebre professeur Leroy ; cette thèse rouloit sur le pouvoir de la nature pour la guérison des maladies ; j'envisageai mon sujet d'après l'autorité & l'observation des plus célébres médecins de tous les siecles : ne pouvant alors employer en preuves mes propres expériences, je m'appuyai sur un raisonnement bien singulier ; je fis l'analyse des observations de médecine, publiées par les praticiens les plus vantés des différentes sectes ; je démontrai qu'une foule de malades avoient été guéris par des médecins célébres qui avoient employé des remedes absolument opposés par leurs effets ; j'opposai les sectateurs de Van-Helmont aux sectateurs d'Hippocrate ; ceux qui prescrivoient des médicamens échauffans, à ceux qui n'ordonnoient que des rafraichissans, ceux qui saignoient à ceux qui abhorroient le sang ; ceux qui purgeoient souvent, à ceux qui omettoient toujours les évacuans : alléguant de part & d'autre une foule de guérisons, je dus conclure qu'un troisieme agent avoit procuré la guérison ; j'appellai cet agent la nature, le principe vital.

Je fis voir aux phlébotomistes plusieurs pleurétiques guéris sans saignée ; à ceux qui ne prescrivoient que des rafraichissans dans les fievres & les inflammations, une foule de malades guéris par des médecins qui n'ordonnoient que les aromatiques & les amers ; aux partisans des purgatifs donnés tous les deux jours, je leur désignai plusieurs centuries de fievres sinoches & putrides guéries sans un seul purgatif.

La question présentée sous ce point de vue, tous furent contraints d'avouer que dans tous les cas où l'on n'avoit pas suivi leur doctrine, la nature avoit eu assez d'énergie pour guérir la maladie & pour surmonter les mauvais effets des remedes mal administrés. D'où je conclus dès-lors, que puisque le principe vital, la réaction spontanée des organes irrités ou la nature avoit eu assez de ressources pour guérir malgré les empêchemens causés par les remedes contraires au mal, elle sauroit bien guérir des maladies qui lui seroient absolument abandonnées.

Cette doctrine n'étoit point nouvelle à Montpellier : Venel, homme de génie, l'enseignoit avec enthousiasme ; Sauvages croyoit à la nature, Leroy, praticien heureux, avouoit que ses succès étoient dûs à la soumission qu'il lui avoit dévoué : Lamure aussi grand praticien que théoricien lumineux s'accordoit avec eux sur cet article ; mais Fise & ses nombreux sectateurs, qui se croyoient seuls bons médecins, ne croyoient ni à la nature ni à ses crises ; il regardoit les premieres voies comme un foyer de putridité dans toutes les maladies aigues & chroniques ; aussi purgeoit-il *saltem alternis diebus*, tous les deux jours. Tous ses malades jusqu'à la mort ou la guérison étoient condamnés à avoir une diarrhée & des coliques sur-ajoutées à leur maladie ; il ordonnoit en outre une foule de remedes indiqués par une théorie simple & précise ; la saignée pour prévenir les engorgemens des vaisseaux capillaires ; les incisifs pour atténuer & diviser une limphe épaissie ; les mucilagineux pour adoucir une certaine acrimonie dont il parloit sans cesse. Cette médecine pratique dominante à Montpellier, étoit facile à apprendre; elle ressembloit assez à celle des médecins du malade imaginaire; j'avoue qu'elle s'accorde très-bien avec la paresse naturelle à tous les hommes: cependant j'osai croire qu'il en existoit une plus sûre, plus lumineuse, quoique plus difficile à acquérir.

En suivant les sectateurs de la nature, je voyois avec étonnement leurs malades guérir presque sans remedes & offrant des convalescences très-courtes, reprendre rapidement leur embompoint & la fraicheur, tandis que ceux des sectateurs de Fise languissoient très-long-tems & passoient assez fréquemment des maladies aiguës à des maladies chroniques; ces observations me déciderent à passer du côté des naturistes ou expectans.

Revenu dans ma patrie, je trouvai la médecine agissante tout-à-fait dominante; si j'osois prêcher humblement l'expectation, on me traitoit de jeune homme, de tête à systêmes; j'avois beau citer Hippocrate, Baglivi, Sydenham, de Haen, on m'assuroit que chaque climat exigeant une pratique particuliere, l'observation avoit appris que les Lyonnois ont besoin de purgatifs dans toutes les maladies, que l'émétique est très-souvent nécessaire, qu'étant très-sanguins, il falloit souvent les saignées.

Je fus d'abord assez docile pour croire nos anciens, mais je résolus d'observer; je vis des gens du peuple qui, ne pouvant payer ni remedes ni médecins, s'avisoient de guérir à Lyon tout comme à Montpellier; alors je me rassurai sur mes anciens principes ; j'osai sans remords traiter mes malades par la méthode d'Hippocrate & de Sydenham, & j'eus le plaisir de les voir guérir tout aussi-bien au moins que ceux de nos anciens.

Dans le même tems je fus témoin des guérisons opérées par un de mes confreres qui étoit aussi soumis à la nature. Depuis ce tems j'ai constamment suivi cette méthode ; j'ai eu l'occasion d'en vérifier plus en grand l'avantage dans les hôpitaux qui m'ont été confiés en Lithuanie. J'entreprends dès aujourd'hui de vous communiquer non-seulement les résultats de ces observations, mais encore des détails toutes les fois qu'ils me paroîtront utiles pour établir quelque dogme contesté. Ce travail aura un autre avantage : c'est qu'il fournira les premiers traits de l'histoire des maladies d'un peuple aussi peu connu pour le moral que pour le physique.

Si ce premier essai mérite vos suffrages, (vous seuls pouvez le juger avec impartialité) je continuerai un ouvrage qui peut enfin résoudre la question la plus intéressante pour l'humanité : question qui renferme une grande vérité entrevue par les philosophes & presque toujours abandonnée par les médecins qui devroient cependant pour leur intérêt bien entendu, la répandre en la soutenant de toutes ses preuves.

Je n'ignore point que cette belle question a été proposée par une célebre académie. J'ai lu les mémoires couronnés, & après en avoir fait une analyse exacte, j'ai trouvé que le sujet restoit encore bien neuf à plusieurs égards ; je sais encore que nos archives médicinales renferment une suite de matériaux précieux pour fournir la ſolution de cette grande & utiſe queſtion. Sthal parle ſans ceſſe du pouvoir de la nature, mais on ne l'a pas cru, vu que ce dogme eſt un corollaire d'une hypotheſe peu faite pour plaire à certain ordre de philoſophes; on n'a pas voulu voir que ce grand génie, le ſecond des médecins, a réſolu la queſtion non-ſeulement par ſynthèſe, mais encore par analyſe, qu'il a fourni une foule de faits détaillés qui prouvent que la nature ſeule guérit la plupart des maladies guériſſables; mais ces faits étant épars dans des ouvrages difficiles à comprendre, ou dans des recueils d'obſervations preſque ignorés; eſt-il étonnant que cette grande & importante vérité n'ait pu encore germer que dans un très-petit nombre de têtes ſans préjugés?

Que chaque médecin ſoumis à la nature revendique ſes droits par une ſuite d'obſervations générales & particulieres, alors ſeulement on ſaura ce que peut l'art de guérir; alors cet art attaqué de toute part par des philoſophes qui n'en connoiſſent ni l'eſprit ni les reſſources, pourra paroître ſûr, inébranlable, & préſenter une ſuite d'obſervations bien enchaînées & capables d'exciter l'admiration des vrais philoſophes; alors ſeulement on pourra purger nos pharmacopées d'une foule de drogues inutiles qui n'ont été vantées par nos ancêtres, que parce qu'ils les ont preſcrites dans les maladies qui guériſſent *ſponte*, d'elles-mêmes; en effet, qui ne ſait que pour les tumeurs inflammatoires, les plaies, les fractures, les inflammations, les convulſions, les douleurs, on a donné cent médicamens abſurdes ou ſans vertus, parce qu'on les a ordonnés à des sujets vigoureux que la nature seule avoit guéris ; car rien n'est si commun en médecine que ce raisonnement vicieux : *post hoc, ergò propter hoc.* (*)

Si on me demande pourquoi une si grande vérité est si peu répandue, pourquoi les médecins ne l'annoncent presque jamais ni en public ni en particulier, j'oserai dire parce que leur amour-propre & leur intérêt leur ont fait illusion ; il est si agréable pour le premier & si utile pour le second de croire & de faire croire qu'on a guéri, qu'on parvient enfin à se le persuader ; on s'imagine que si les hommes savoient ce terrible secret que la nature seule les guérit, ils auroient moins de confiance aux médecins ; cependant je n'en crois rien : en apprenant cette importante vérité à tous les hommes, ne peut-on pas leur démontrer que cette nature bienfaisante a souvent besoin de secours lorsqu'elle est foible, de frein, lorsque ses forces surabondent, que les médecins éclairés peuvent seuls connoître dans quel cas elle demande des secours ou doit être modérée dans ses efforts & sur-tout par quels secours, par quels médicamens on peut

(*) Nous devons même avouer que les plus célebres médecins qui dans la spéculation ont connu l'énergie de la nature, l'ont trop souvent abandonnée dans leur pratique spéciale : on peut faire ce repro- à Baillou, à Duret, à Sydenham lui-même, à Baglivi, à Boerhawe, à Hoffmann ; ces grands hommes, tout en avouant que la nature guérit, ordonnoient sans cesse des remedes souvent énergiques. Si cela est vrai, comme tout savant impartial peut s'en assurer en faisant l'analyse de leurs écrits, ne peut-on pas regarder comme un ouvrage neuf, une suite de faits, d'observations qui établissent enfin, d'une maniere incontestable les droits de la nature ; nous le répétons, Sthal & ses disciples ont seuls connu les ressources puissantes de l'énergie de la vie ou du principe vital ; mais ils ne nous ont pas assez appris par les faits, tout ce que cette énergie peut produire.

calmer sa trop grande énergie & ranimer ses forces languissantes. Cette connoissance exige une foule de faits que l'on trouve épars dans les archives de l'art, & qui doivent être discutés auprès des malades; elle demande une habitude, un tact d'artiste, qui est le résultat d'une foule de sensations puisées dans les hôpitaux, tact que les livres ni les spéculations ne donneront jamais.

D'après ces vues, il est donc démontré 1°. que l'intérêt des médecins se trouve réuni avec celui du public, en publiant que cette grande vérité: que la nature seule guérit, & que l'artiste n'est utile que pour la modérer ou l'aider.

2°. Que cette vérité bien constatée, l'art de guérir repose & a reposé depuis Hippocrate, qui le premier l'a saisie, sur une base inébranlable qui a résisté & résistera aux cavillations, aux sarcasmes & aux sophismes des poëtes, des philosophes & des demi-savans.

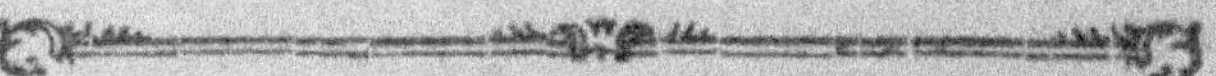

RECUEIL *d'observations relatives à la médecine expectante, faites dans l'hôpital royal de Grodno, depuis 1774 jusques en 1781.*

DÈS les premiers jours de mon administration, comme médecin praticien de l'hôpital du Roi de Grodno, je me formai un plan de travail qui tendit à lever plusieurs doutes sur les objets les plus importans de la médecine clinique; sur-tout, j'avois à cœur de poursuivre deux plans de recherches que je n'ai jamais perdu de vue depuis vingt ans que j'exerce la médecine. Le premier étoit de déterminer par des obſervations ſpéciales, quelles ſont les maladies qui guériſſent ſpontanément, d'elles-mêmes, ou comme diſoit Sthal, qui reſtent, quoique l'on faſſe, ſous l'autocratie de la nature : le ſecond qui m'intéreſſoit auſſi infiniment, c'étoit d'évaluer d'une maniere préciſe, ſans enthouſiaſme ni prévention, les véritables propriétés des médicamens ſimples, c'eſt-à-dire, donnés ſans mêlange : pour bien juger les obſervations que j'ai faites à Grodno, il faut ſavoir ſi mon hôpital étoit aſſez bien adminiſtré, pour pouvoir compter ſur ces obſervations.

La pharmacie du Roi étoit ſous ma direction, le pharmacien ſous mes ordres, tous les officiers de l'hôpital dépendoient de moi; je pouvois ſans rendre compte, les renvoyer ou les changer à mon gré : les élèves entretenus par le Roi, au nombre de douze, m'obéiſſoient aveuglément; chacun d'eux étoit chargé d'un certain nombre de malades : cet hôpital ne contenoit que 60 lits; chaque malade avoit le ſien; les ſalles étoient aſſez ſpacieuſes pour être facilement purifiées par le ſecours des ventillateurs très-ſimples : la cuiſine étoit abſolument à mes ordres; je vérifiois ou faiſois vérifier toutes les denrées; les tiſannes & la plupart des remedes ſe préparoient dans l'hôpital, ſous les yeux d'un inſpecteur actif & vigilant : rarement avions-nous plus de 60 malades.

J'avois pour coadjuteur M. Hinſelman, éleve du célebre Junker, bon chymiſte & grand praticien. M. Virion, chirurgien François, ancien professeur d'anatomie de Nancy, & docteur en médecine de Strasbourg, jeune homme très-instruit, étoit chargé de diriger la partie chirurgicale : chaque élève avoit cinq malades à observer; il devoit écrire jour par jour l'effet des remedes, & l'histoire des maladies; la plus grande harmonie regnoit dans ce département. La mort du docteur Hinselman, qui arriva malheureusement la premiere année de mon arrivée, ne changea rien à notre plan; je me chargeai de son ouvrage en augmentant le nombre des chirurgiens.

D'après ce préliminaire, qui m'a paru nécessaire pour évaluer mes observations, je me propose de vous présenter dans une suite de mémoires rédigés sans prévention & avec candeur. 1°. Le résultat de six ans d'anotation sur les maladies aigues & chroniques. 2°. De choisir parmi ces observations les plus intéressantes, c'est-à-dire, celles qui m'ont parues ou neuves ou devoir assurer des dogmes qui sont encore comme vassillans. 3°. De développer l'action de quelques médicamens que nous avons rendus à la pratique ou de quelques autres qui n'avoient encore été suffisamment éprouvés.

Avant de présenter les faits qui peuvent éclairer l'histoire des maladies des Lithuaniens à Grodno, il faut au moins faire connoître le site physique de cette ville. Grodno est une ville de Lithuanie, située sous le 53 degré de latitude, sur la rive septentrionale du Niemen; elle s'élève en amphithéatre sur une colline : la plupart des maisons sont bâties en bois : au nord, dans une plaine, eſt l'endroit appellé *Horodniſa*, ſeconde ville où ſont établies les manufactures royales; ceux qui y travailloient étoient au nombre de 1500, non compris les payſans adultes; ils étoient nourris, habillés & logés aux frais du Roi : c'étoient preſque tous de jeunes payſans ou payſannes tirés des économies ou domaines du Roi; on ne les recevoit qu'à douze ans; les plus âgés, dans ce temps, n'avoient pas plus de 25 ans. Grodno eſt environné preſque de toute part de marais, ſur-tout, ceux de la plage du midi répandoient au dégel une odeur forte qui devenoit très-ſenſible, lorſque le vent du ſud dominoit quelques jours.

1°. *Les fievres éphemeres, ſinoches ſimples & putrides.*

Ces trois eſpeces de fievres étoient très-fréquentes, dans mon hôpital de Grodno, elles ne ſont pas plus eſſentiellement diſtinguées que les différentes eſpeces de petites véroles & de fievres intermittentes : je ſuis perſuadé qu'elles ne forment qu'une même maladie qui varie par ſes ſymptômes ou ſa durée ſuivant l'idioſyncraſie du ſujet & à proportion de la quantité d'humeurs à atténuer & à expulſer.

Ces trois eſpeces ſont très-certainement, abſolument ſous l'empire de la nature. Nous croyons avec Sydenham que ces fiévres comme tant d'autres, de même que les douleurs, ne ſont point des maladies, mais des efforts ſalutaires des organes qui réagiſſent contre une matière nuiſible qui les irrite. L'éphémère dure un ou deux ou trois jours; s'il y avoit plétore chez les jeunes gens, dès le premier jour ils éprouvoient une grande hémorrhagie par le nez; s'il y avoit saburre dans les premieres voies, la nature excitoit le vomissement ou la diarrhée : dans les sujets vigoureux, comme le sont nos Lithuaniens, cette fiévre s'annonçoit quelquefois avec des symptômes graves, le délire, les convulsions, qui cependant au grand étonnement des praticiens, disparoissoient avec la fiévre dès le second ou le troisieme jour.

La sinoche simple duroit jusqu'au septieme, qu'elle étoit jugée ou terminée par les sueurs; quoique, dans cette espece, la langue fût bourbeuse & limoneuse dès les premiers jours, je faisois rarement vomir; la peau seche, les maux de tête, des envies de vomir, des coliques, tous ces symptômes cédoient à l'admirable méthode de M. de Haen, qui consiste à faire boire souvent, des tisanes tempérantes nitrées ou acidulées, des sucs de végétaux, des crêmes de riz; j'ordonnois des lavemens émolliens, des fomentations émollientes sur le ventre, des bains de pieds.

Par ces moyens très-simples, j'ai vu guérir chaque année une foule de ces fiévres, & je puis assurer que les saignées, les émétiques & les purgatifs, ont rarement été employés; la sinoche putride ne m'effrayoit pas davantage; elle n'étoit jugée que le quatorze ou le vingt-un; la langue jaune, bourbeuse, limoneuse, des envies de vomir les premiers jours, le vomissement de bile verdâtre, de glaire & de vers, une chaleur plus âcre à la peau, un plus grand abattement des forces, des hypocondres tuméfiées, une douleur de tête plus opiniâtre, caractérisoient cette espece. Au quatorzieme ou vingt-unieme, les diarrhées critiques paroissoient, après une nuit plus orageuse ; cette fiévre étoit l'inverse des sinoches simples, qui étoit d'abord jugée par la sueur suivie de diarrhées ; ici les diarrhées commençoient la crise, & les sueurs terminoient la maladie. Dans cette espece sur-tout, les urines déposoient, après les sueurs, un limon floconneux, épais d'un doigt & plus : ainsi cette espece offroit trois évacuations critiques très-marquées, les sueurs, la diarrhée & un dépôt considérable des urines.

Au commencement je crus entrevoir une indication évidente aux émétiques ; mais m'étant assuré que ceux à qui je l'avois ordonné avoient été plus malades que ceux qui furent confiés à la nature, dès-lors je me contentai de l'aider lorsqu'elle vouloit exciter un vomissement : dès les premiers jours je faisois boire de l'eau tiéde, irritois quelquefois le pharinx avec une plume. Ces trois fiévres régnoient toute l'année, & chaque année les putrides étoient communes après le carême, les sinoches simples plus fréquentes en été.

Je n'ai perdu qu'un seul sujet qui s'enivra avec de l'eau de vie au huitieme jour d'une fiévre putride : le délire survint qui fut terminé par une léthargie mortelle. J'ai cependant eu pendant six ans plus de deux cents sujets attaqués de ces trois especes de fiévres. M. de Haen, qui a réduit cette branche de la médecine à sa plus grande simplicité, & qui a reconnu après Hippocrate & Sthal, l'énergie de la nature dans le traitement des fiévres & des inflammations, nous annonce les mêmes ſuccès ; il nous aſſure que par cette méthode les convaleſcences ſont plus courtes, que les malades guéris par la nature ſont moins affoiblis & recouvrent plus promptement leur embonpoint. Nous avons obſervé ces courtes convaleſcences ſur les malades de notre hôpital de Grodno ; ceux que nous avions traités par l'ancienne, très-moderne méthode, par les évacuans, guériſſoient, il eſt vrai, mais ils éprouvoient des ſymptômes plus graves, & leur convaleſcence fut une autre maladie à traiter ; je ne voyois point chez eux après la criſe, cet appétit véhément qui ſe développe tout-à-coup & qui annonce que la nature ayant chaſſé ſon ennemi, va s'occuper avec ſoin de rétablir ſes pertes par de bonnes digeſtions ; j'ai cent fois admiré comment mes convaleſcens, deux ou trois jours après la criſe, dévoroient une aſſez grande quantité d'alimens & les digéroient rapidement ſans ſouffrir la moindre indigeſtion, ſeulement ils éprouvoient une chaleur & une accélération du pouls qui conſtitue une eſpece de fiévre de convaleſcence bien différente de la précédente : fiévre néceſſaire qui tourne tout à l'avantage du ſujet, & qui, pour le dire en paſſant, bien méditée, me prouve plus que tout autre phénomène, que nos corps ſont régis par un principe vital qui n'obéit point aux loix méchaniques.

2°. *Les fievres catharales.*

Cette fiévre bien décrite par les célébres médecins allemands, eſt très-commune en Lithuanie, ſur-tout en hiver. Pour en ſaiſir les vrais principes, il faut ſur-tout avoir égard aux changemens fréquens de la température de l'air. J'ai déjà annoncé, (*) en parlant du climat de Lithuanie, que le froid rigoureux de 20 à 25 degrés, ne dure que quelques jours, qu'excepté trois ou quatre repriſes à chaque hiver de ce froid exceſſif, le thermometre ne marque que juſqu'à 12 degrés ; que très-ſouvent il ſe ſoutient à deux ou trois degrés au-deſſus de 0 ; mais les alternatives de 0 à 12 degrés ſont fréquentes.

Les Lithuaniens n'ont aucun égard à l'adouciſſement du froid ; ils échauffent autant leurs fourneaux lorſque le froid eſt à 0 que lorſque le froid eſt le plus vif. Cette chaleur de leurs chambres ne les empêche pas de ſortir : auſſi doit-on prévoir que les ſuppreſſions de tranſpiration ſont fréquentes, que les rhumes, les catarres ſimples ou avec fiévre ſont très-communs.

Si le travail ne ſe porte que ſur les membranes du nez, ſur la tête, on éprouve douleur de tête, enchifrenement ; dans le tems de l'irritation, il ne s'écoule des narines bourſoufflées qu'une ſéroſité âcre, limpide ; dans le tems de la coction, une humeur épaiſſe, puriforme coule abondamment chaque fois qu'on ſe mouche. Très-ſouvent l'engorgement eſt ſi conſidérable, que les douleurs de tête ſont très-fortes ; les malades ont des accès de fiévre tous les ſoirs :

(*) Dans un Mémoire lu dans une ſéance de l'académie de Lyon ſur la géographie phyſique de la Lithuanie, & les principaux objets de l'hiſtoire naturelle de cette province.

accès qui commencent par un léger friſſon, mais qui ne ſont point ſuivis par la ſueur comme dans les fiévres intermittentes.

Si la tranſpiration des poumons eſt diminuée ou ſupprimée, on voit naître des toux ſeches avec ardeur de poitrine, une légère fiévre s'annonce chaque ſoir; après cet état d'irritation, les malades crachent une matière épaiſſe ſemblable aux crachats des pleurétiques.

Ces fiévres catharales ſont bénignes; elles ſe jugent par une évacuation puriforme qui s'écoule du nez, ou que l'on crache après la toux, *cum levamine*, avec ſoulagement. Ces catarres dont nous venons de parler ſont ſporadiques; quelquefois, par une cauſe très-inconnue, les rhumes ſont épidémiques, nous en avons eu une preuve dans l'hiver de 1781 à 1782 qui nous procura à Vilna une épidémie ſi générale, qu'étudians & profeſſeurs, tous furent malades en même tems; je l'éprouvai comme les autres en Janvier: la maladie commençoit par des friſſons légers qui duroient quelques jours; au troiſieme ſuccédoit une chaleur vive avec une toux véhémente, le pouls étoit accéléré, plein, développé, le mal de tête violent, la douleur de poitrine conſidérable; la fiévre duroit deux ou trois jours & ſe terminoit communément au quatrieme par des crachats abondans & une légère moiteur; cette fiévre catarreuſe qui a rapidement parcouru toute l'Europe, a été très-bénigne dans le nord; ſur cent malades que je ſuivis à Vilna, un ſeul éprouva le délire le ſecond jour; c'étoit un homme violent, très-ſanguin. Peu de malades s'aviſerent de faire des remedes, on ſe tenoit au lit

lit, réduit à la diete, à des infusions théiformes de véronique miellée ; cet hiver fut très-humide, il ne gela pas quatorze jours en Décembre & Janvier : pendant ces deux mois, ce que l'on n'avoit jamais vu, le thermomètre montoit & descendoit sans cesse à deux degrés au-dessus ou au-dessous de o.

En 1776, à Grodno, le mois de Février fut très-pluvieux, le dégel fut complet à la fin de Janvier ; en Février & Mars nous eûmes successivement dégel & froid léger, aussi pendant ces deux mois, les fiévres catarreuses furent fréquentes, quelques-unes prirent un caractère de malignité, il y avoit abattement de forces, délires, éruptions miliaires ; les vésicatoires & le quinquina ranimoient les forces, & cette variété se jugeoit comme les autres, par l'expectoration abondante d'une matière puriforme. Si on n'avoit été prévenu en voyant cracher ces malades extenués par la fiévre, on les auroit pris pour des phtisiques confirmés. Quelques-uns cracherent le sang ; dans quelques sujets, qui cracherent le sang, le pouls étant dur, les forces surabondantes, j'osai hasarder une & deux saignées qui furent très-utiles pour ramener la fiévre à son état de simple catarreuse. Le plus grand nombre n'éprouva aucun symptôme fâcheux. Dans le tems d'irritation, l'horripilation, la toux seche, l'ardeur de poitrine ; dans le tems qui préparoit la coction, la peau moette, le pouls accéléré, mais développé ; les crachats survenoient louables au septieme jour ; ils continuoient jusqu'au quatorzieme. Ces malades ne furent ni purgés, ni saignés ; des tisannes béchiques, animées pendant la coction avec quelques légers diaphorétiques, suffirent. Tous furent guéris par la nature ; on les soumit seulement à une diete févère ; quelques soupes légères & des bouillons faisoient la base de leur nourriture.

En Janvier, Février & Mars nous avons observé cette année à Lyon, 1784, une fiévre catarreuse à peu près semblable, mais plusieurs malades ont craché le sang avec toux sans inflamation, la crise s'est faite par l'expectoration qui a été étonnante par la quantité des crachats comme purrulens. Cette fiévre étoit rémittente, offrant chaque soir des redoublemens marqués, avec toux, ardeur de poitrine, légére oppression, la chaleur du lit, les béchiques ont suffi pour la guérison qui a été l'ouvrage de la nature. (*)

3°. *Fievre sinoche ardente.*

Une fiévre assez fréquente dans les hôpitaux du roi à Grodno, étoit caractérisée par les symptômes suivans ; elle attaquoit sur-tout les jeunes gens de vingt à trente ans ; au printems, le malade avoit un violent mal de tête, un frisson court dévancoit : la fiévre se développoit bientôt après ; la peau étoit seche, brûlante, le pouls plein & un peu dur ; le délire dès le troisieme jour, l'abattement des forces considérables, dans la plupart des sujets, la langue rouge, mais sans souillures, point limoneuse ni pâteuse ; la respiration un peu gênée, une ardeur intérieure peu sensible, presque point de sommeil, peu de délire, nul appétit pour les substances animales,

---

(*) En Janvier de cette année 1785, nous avons sous les yeux plus de vingt sujets attaqués de péripneumonie catarreuse : les trois

un desir véhément pour les acides, nulle envie de vomir, le visage coloré. Cette fiévre étoit jugée au septieme le plus souvent ou au quatorzieme, par des sueurs onctueuses; la peau ne cessoit d'être seche que deux jours avant la crise; après les sueurs, une diarrhée comme de purée duroit deux jours, les crachats étoient abondans après la diarrhée, les urines déposoient dans quelques sujets un limon blanc assez copieux. Plusieurs, même saignés, eurent le quatrieme ou huitieme jour hémorragie du nez avec soulagement notable de mal de tête. J'en ai traité une trentaine au moins: une saignée ou deux lorsque le pouls étoit très-dur; si le délire étoit violent, des sangsues aux tempes, une tisane faite avec riz bouilli, orge & suc de *Berberis* ou épine-vinette, crême de tartre ou autre aigrelet, des lavemens matin & soir, furent les seuls remedes que je prescrivis. Je puis assurer qu'avant moi plusieurs mouroient de cettte fiévre; le médecin qui les traitoit, purgeoit, faisoit vomir, ordonnoit un *farrago* de remedes actifs. Je ne me rappelle pas d'avoir perdu un seul malade, lorsqu'ils étoient amenés à l'hôpital dès le commencement.

Les vessies remplies d'eau tiede ont été très-utiles pour diminuer le délire & la douleur de tête; on les appliquoit à la plante des pieds.

Cette maladie commençoit lorsque le tems

---

premiers jours ils offrent la fiévre, la toux, le crachement de sang; tous les soirs ils éprouvent un redoublement; au 5me. ou 6me. les crachats paroissent épais, comme purrulens: cette expectoration se soutient jusqu'au 14me. jour: ces maladies ont commencé vers le milieu de Décembre. Tous les malades se sont plaints de points de côté peu fixes; dans quelques-uns la douleur étoit très-vive.

ſe radouciſſoit ; j'ai obſervé que même en hiver, ſi le vent du midi régnoit pluſieurs jours, alors j'étois ſûr de voir venir ſur la fin quelques-unes de ces fiévres ; feroit-ce parce que les poîles également échauffés comme pendant les plus grands froids, nos artiſans reſpiroient un air trop échauffé ?

La ſaignée n'eſt pas tellement néceſſaire dans cette fiévre, je ſais que pluſieurs payſans ſans médecins, ſans remedes ont été guéris ; pluſieurs mêmes de mes malades n'ont point été ſaignés, la nature y ayant pourvu par l'hémorragie du nez ; mais tous deſiroient ardemment les acides, tous buvoient abondamment des tiſannes aigrelettes. La vraie méthode de traiter cette fiévre avoit été trouvée en Lithuanie par un diſciple de Sthal qui admiroit avec raiſon les vues de la Providence en voyant les forêts couvertes de baies acides, vrais ſpécifiques des fiévres ardentes & du ſcorbut ſi commun dans ces contrées.

Ceux qui trouveront cette aſſertion trop hardie ſont priés de ſe rappeller que Vanhelmont & ſes nombreux ſectateurs ne ſaignoient jamais, que le grand Stahl, d'ailleurs partiſan de la ſainée, pour prévenir les maladies cauſées par la plétore, condamne la ſaignée dans preſque toutes ces fiévres & même dans les maladies inflammatoires. D'ailleurs ſi la nature ſeule peut nous ſuggérer des vues avantageuſes, on doit ſavoir que quoiqu'elle ſache très-bien procurer des hémorragies lorſqu'elle les croit néceſſaires, elle a rarement recours à cette évacuation qui n'eſt jamais vraiment critique, ſur-tout au commencement des maladies.

Ceux qui nous accablent de sarcasmes parce que nous n'aimons ni les émétiques, ni les purgatifs dans le commencement des maladies aiguës, sont priés de lire les ouvrages de M. de Haen, qu'ils reconnoissent comme un des plus grands praticiens de ce siecle ; ils s'assureront que cet homme célébre ne faisoit presque jamais vomir *in acutis*, qu'il n'ordonnoit que très-rarement des purgatifs dans le tems d'irritation ; mais sans aller à Vienne chercher des témoignages, j'en appelle à cette foule de concitoyens traités & guéris par plusieurs de nos médecins expectans. Messieurs Brun, Vitet, Petetin, Baudot, ordonnent-ils plus d'émétiques & un plus grand nombre de purgatifs ; ils ont confirmé par leurs observations ce célébre aphorisme d'Hippocrate : *Concocta purgare oportet, non cruda, &c.*

4°. *De la fievre de lait.*

Ceux qui veulent reconnoître l'énergie du principe vital pour se débarrasser de tout ce qui l'inquiete, de ce qui peut nuire à la conservation des organes qui sont sous sa direction, devroient étudier avec soin sa marche, son plan de travail dans les femmes : le dévelopement des organes de la génération vers l'âge de puberté, l'éruption desrègles,les symptômes qui précédent cette importante évacuation, les maladies qu'elle guérit, comme l'épilepsie, les écrouelles que nous avons vu plusieurs fois disparoître à cette époque; ils devroient étudier les symptômes de la grossesse, les phénomènes de l'accouchement, par quels moyens admirables le vagin est humecté;

par une étonnante quantité d'une humeur onctueuse relâchante, la dilatation prompte que cette humeur occasionne; ils devroient voir comment les spasmes se succédent d'autant plus rapidement, que l'expulsion du fœtus est plus prochaine; comment par un travail lent, la tête de l'enfant s'allonge, si elle est trop grosse pour le passage qu'elle doit franchir; comment le placenta se détache par les seules contractions de la matrice; comment souvent, ainsi que nous l'avons vu, lorsqu'il est trop adhérent, il se pourrit dans l'uterus, se détache en fragmens qui sont évacués peu à peu sans causer à la mere aucune fiévre; ils devroient observer les phénomènes des lochies ou vuidanges, les accidens qui surviennent après leur suppression, comment la nature se débarasse de ces humeurs altérées en excitant une fiévre particulière que l'on appelle cataméniale, lochiale; comme elle dissipe ces humeurs en rétablissant par les effets de cette fiévre les lochies & en excitant des sueurs très-fœtides, pour chasser par les couloirs de la peau ce qui avoit déjà été repompé dans la masse des humeurs; ils devroient voir que chaque jour de semblables fiévres s'excitent & se terminent par des crises salutaires sans remèdes & sans médecins. Nous en avons vu plusieurs ainsi jugées sans avoir ordonné autre chose que des boissons alimenteuses comme eau de riz, &c.

Mais ce qui devroit fixer leur attention, c'est la fiévre de lait & les dépôts laiteux; s'ils veulent bien suivre les phénomènes que ces suites de couches présentent, ils s'assureront comme nous que la nature dans les femmes qui ne nourrissent pas, regarde l'humeur laiteuse comme hétérogène, qu'elle s'occupe promptement à la décomposer, à l'altérer & en purger la masse des humeurs. Dès le premier jour cette humeur laiteuse se porte sur les réservoirs qui lui sont destinés, les mamelles; de légers frissons annoncent le spasme qui fait refouler le lait vers les parties supérieures; s'il ne trouve point d'issue par la suction de l'enfant, les mamelles s'engorgent, les glandes axillaires se tuméfient, tout le tissu cellulaire de la poitrine & même des bras entre en action, bientôt la fiévre se développe, qui est d'autant plus véhémente, que la masse laiteuse est plus considérable, le plus souvent cette fiévre est éphémère, ne dure qu'un ou deux jours, se termine par une sueur abondante qui exhale une odeur d'acide bien marquée, d'autrefois elle dure une semaine, ne se juge que le septieme; alors outre la sueur on apperçoit souvent sur la peau des éruptions miliaires blanches ou rouges. Dans quelques sujets, outre la sueur aigrelette on reconnoît une évacuation copieuse d'une humeur blanche laiteuse par les lochies. Dans d'autres la fiévre s'étend quelquefois jusqu'au vingt-unième jour, conservant le type de sinoche, de continue. Quelques sujets au contraire offrent des fiévres lactées qui prennent le caractère des fiévres rémittentes, quotidiennes, tierces ou doubles-tierces & qui offrent tous les symptômes graves des fiévres pernicieuses, ce qui, pour le dire en passant, fait voir combien la division des fiévres relativement à la durée, à l'ordre des redoublemens est peu lumineuse pour la pratique. Dans d'autres sujets le spasme fait refouler la masse laiteuse sur la tête ; ce qui simule plusieurs maladies graves, comme rhumatisme, céphalagie, ophtalmie, odontalgie & même otalgie, comme nous l'avons observé quelquefois. Si l'humeur est refoulée sur le cerveau, nous voyons naître la catalepsie, l'apoplexie, le coma vigil, les convulsions, l'asphixie dont nous avons donné des observations spéciales dans notre analyse des instituts de pathologie de Haen.

Si cette masse laiteuse est déposée sur la poitrine, elle se manifeste avec tous les symptômes d'une phtisie qui est très-rapide dans sa marche, comme nous venons de l'observer avec douleur sur une femme charmante, qui, en six semaines, a été conduite au tombeau par un dépôt de lait sur les poumons. Nous remarquerons à cette occasion que le pere & la mère de cette femme étoient morts l'un d'une péripnéumonie qui succéda à de fréquentes attaques d'hémophtisie & d'oppression, & la mère d'une vraie phtisie: preuve que cette jeune dame avoit hérité des poumons très-foibles. Aussi observons-nous que lorsque la nature met une humeur en mouvement pour l'expulser, si le sujet a quelque viscère originairement débile, il y a à craindre que ce viscère n'ayant pas assez d'énergie pour réagir, ne reçoive l'engorgement de cette humeur, de manière à ne pouvoir s'en débarasser. C'est ainsi que nous avons vu des abcès laiteux au foie, aux reins dans les intestins, &c. qui ont causé la mort, des malades ; mais si la nature a assez d'énergie, communément tous les viscères essentiels à la vie, réagissent avec force & protudent en dehors la masse laiteuse qui, se déposant dans la tissu cellulaire, forme souvent des inflammations très-étendues qui parviennent par la seule énergie de la vie à suppuration, percent la peau, s'évacuent, se cicatrisent, &c. Nous avons parlé des dépôts laiteux aux mamelles dans notre premier mémoire.

De tous ces faits concluons encore que la nature sait seule, par des moyens inconnus, préparer, diviser l'humeur laiteuse, la chasser par différens redoublemens de fiévre, proportionner cette fiévre à la quantité de l'humeur à atténuer, & à la constitution du sujet, employer plus ou moins de tems à ce travail, le suivre sans interruption ou le reprendre à différentes reprises par intervalle, choisir différens couloirs pour évacuer l'humeur laiteuse atténuée, tantôt les reins, tantôt l'utérus, tantôt la peau. Avouons donc de bonne grace que, dans ce cas comme dans cent autres, tout doit être subordonné à la nature, que toutes ces méthodes évacuatoires imaginées pour aider la natute ou pour la diriger sont le plus souvent nuisibles. Nous avons essayé ces méthodes & nous sommes contraints d'avouer que le plus souvent elles ont été pernicieuses aux malades & qu'au contraire nous n'avons jamais été dans le cas de nous repentir d'avoir beaucoup accordé à l'énergie du principe vital.

5°. *La petite vérole & la rougeole.*

Une petite fille de sept ans, après un violent mal de tête, est tout-à-coup attaquée de convulsions si violentes qu'elle perd connoissance;

les bras & les jambes étoient convulsifs ; elle ne pouvoit ouvrir la bouche ; elle étoit comme en léthargie ; on l'avoit mise dans un bain chaud, près d'un grand feu. Connoissant à l'odeur qu'elle étoit déjà infectée du virus variolique, je fis éteindre le feu, la fis sortir du bain, l'exposai un quart d'heure presque nue près d'une fenêtre à l'air frais ; les convulsions cesserent : le lendemain l'éruption commença, mais comme l'affection comateuse continuoit, je fis apppliquer les vésicatoires aux jambes, qui procurerent une éruption abondante aux cuisses, alors l'assoupissement cessa ; la petite vérole étoit discrete : sans autre remede que le régime, l'air frais, la malade guérit sans suite fâcheuse ; elle n'est point marquée. J'ai vu vingt fois au moins ce semblable cas : jamais la mort n'a suivi les convulsions que lorsque des grains miliaires noirâtres précédent l'éruption, sur-tout si de violentes coliques annoncent un empâtement dans le bas-ventre : quelquefois dans les adultes & les jeunes gens, la fiévre est si véhémente, qu'elle empêche l'éruption, le délire survient : dans ce cas je faisois appliquer les sang-sues, ou je prescrivois une ou deux saignées : j'ai toujours trouvé le sang coenneux ; je faisois plonger le malade dans un demi-bain à la température de l'air : par ce secours j'ai toujours vu cesser le délire, diminuer la fievre & obtenu une bonne éruption.

Les praticiens ne sauroient trop s'habituer de bonne heure à retenir l'odeur des varioliques en différens tems, & suivant les variétés des petites véroles ; cette boussole vaut mieux que le pouls : je connois dès le troisieme jour, par l'odeur, si la petite vérole fera gangreneuſe & mortelle (*).

En général cette maladie eſt pleinement *ſub imperio naturæ, ſola curat morbum mediis ſibi ſoli cognitis : medicus ſit moderator prudens* mais qu'il n'attaque pas toujours par ſes remedes chaque ſymptôme ; ceux qui paroiſſent les plus effrayans ſont néceſſaires dans certains ſujets ; j'ai vu le délire, les convulſions, l'affection comateuſe, le vomiſſement, les coliques ſe diſſiper après l'éruption dans des ſujets bien guéris ſans remedes ; je peux même aſſurer, vu que le peuple eſt perſuadé que le médecin n'eſt pas néceſſaire dans cette maladie, que pluſieurs petites véroles confluentes ont été guéries non-ſeulement par la nature, mais encore contrariées par des uſages funeſtes, comme chaleur de la chambre, défaut d'air pur, couvertures, ſueurs forcées, boiſſons ſudorifiques. Cette ſeule obſervation qui ſe répete chaque jour, démontre plus que tout autre, l'étonnante énergie de la nature pour ſurmonter les plus graves obſtacles ; les malades guériſſent bien ſans remedes, ſans médecins en ſuivant les deſirs que leur ſuggere cette bonne nature, c'eſt-à-dire, en reſpirant un air frais, en ne buvant, *furente febre*, que des boiſſons tempérantes.

J'ai au moins traité trois cents petites véroles ;

(*) Je viens d'en donner encore tout récemment la preuve à l'hôpital. On m'amene un enfant de 5 ans ; l'éruption commençoit à peine : après l'avoir ſenti, je dis aux jeunes médecins qui ſuivent ma viſite, que la petite vérole feroit mortelle & gangreneuſe : nous fimes l'impoſſible pour arrêter les ravages de cette eſpece ; nous employâmes la méthode de M. de Haen, les acidules, les tempérans, les véſicatoires, le quinquina, les légers cordiaux lorſque les forces languiſſoient, ce qui n'empêcha pas la mort qui eſt arrivé le onzieme jour de la maladie ; le cinquieme il eut une hémorragie abondante par le nez, le ſang étoit ténu, liquide, les gencives molles ſanguinolentes.

J'ai noté ſcrupuleuſement tous ceux qui ſont morts, je n'en trouve que 16. Si la fiévre eſt modérée, je ne fais point ſaigner ; un air frais, peu de couverture, une boiſſon d'eau d'orge nitrée ; pendant l'irritation, c'eſt-à-dire, avant l'éruption, des lavemens ſi le ventre eſt pareſſeux; des bains de pieds ou des linges humectés, tiedes ſur les jambes ; pendant l'éruption, boiſſon tiede; quelques infuſions de fleurs de ſureau, ſi l'éruption languit, le pouls étant foible ; pendant la ſuppuration, crême de riz, tiſane d'orge miellée ou autre tempérant ; ſi la fiévre ſurvient dans le tems de la deſſication, au commencement lavemens laxatifs, minoratifs ; après la chûte des croûtes, ſi l'appétit languit, ſi les malades ont la fiévre après avoir mangé, je donne quelques légers purgatifs ; mais il ne faut pas croire que ces purgatifs ſoient toujours néceſſaires après la petite vérole : j'ai vu une foule de ſujets dont l'appétit s'eſt conſtamment ſoutenu, & qui n'ont éprouvé aucun de ces dépôts que l'on craint tant ſi on ne purge pas. Par cette méthode très-ſimple, j'ai vu guérir mes malades ; je les fais ſouvent lever : ſi comme cela eſt fréquent ils ſont forts après l'éruption, je leur permets la promenade *ſub dio* en plein air ; de tous ces faits je conclus que les ſeules variétés de la petite vérole qui offrent de grands accidens dans les trois tems, exigent des remedes.

Quelquefois, dès le tems de l'éruption on apperçoit tous les ſignes de putridité, reſpiration fétide, langue bourbeuſe, éruption miliaire, noirâtre ; dans ce cas le quinquina après l'émétique d'ipécacuanha m'a ſauvé quelques ſujets.

Si l'abattement des forces est extrême, les véficatoires; les diaphorétiques & les cordiaux sont nécessaires; il faut dans ce cas abandonner la méthode de Sydenham, & suivre le plan de Morton; je m'en suis souvent bien trouvé.

En 1778, l'épidémie variolique regna à Grodno depuis Juin jusqu'en Mars de l'année suivante; j'en traitai ou suivis quarante malades, dont un seul mourut. Parmi les juifs, au contraire, qui les dirigeoient suivant l'ancienne méthode échauffante, plus d'un tiers des enfans fut enlevé, 62 sur 150. Ce relevé, qui fut fait avec soin, prouve combien la méthode tempérante est préférable; l'hiver quoique rigoureux n'arrêta point en Lithuanie l'épidémie.

Je n'ai point vu qu'il en soit mort plus en hiver qu'en été; mes trois enfans furent attaqués de la petite vérole en Décembre & Janvier de 1782 à 1783. J'étois absent, leur mère eut le courage de les abandonner à la nature, de leur faire respirer un air frais; elle les sauva tous trois quoique le plus jeune, qui n'avoit que trois mois, éprouvât des convulsions & eût une petite vérole très-confluente. Ceux qui feroient tentés de douter du pouvoir de la nature n'ont qu'à réfléchir sur cette foule de petits enfans qui chaque jour présentent des maladies très-graves & sont guéris par les seuls efforts du principe vital. Peut-être sont-ils très-heureux de ne vouloir prendre aucun remede.

L'épidémie de petite vérole fut toujours mêlée avec celle de la rougeole, qui me paroît peu différer de la petite vérole; Je n'ai vu périr aucun enfant bien dirigé de la rougeole; ceux qui avoient été traités par la méthode échauffante eurent des toux très-opiniâtres, qui persistèrent après la guérison & en conduisirent quelques-uns à la phthisie. Une observation très-importante, que j'ai vérifiée plusieurs fois & qui sembleroit prouver que le levain variolique est absolument différent de celui de la rougeole, c'est que j'ai vu des sujets à peine guéris de la rougeole, prendre la petite vérole & guérir; d'autres sujets à peine guéris de la petite vérole, ont été attaqués de la rougeole.

Ceux qui prétendent que les froids rigoureux arrêtent les épidémies, sont démentis par l'expérience; je les ai vu régner à Vilna & à Grodno en même tems pendant les quatre mois du froid le plus rigoureux, & ce qui prouve combien ce froid est peu contraire à ces maladies, j'ai vu cent fois des enfans couverts de pustules varioliques, jouer gaiement sur la glace sans éprouver aucun accident. Il y auroit bien là de quoi faire frémir ces bons praticiens qui annoncent sans cesse leur crainte de voir rentrer le venin par l'action d'un air trop frais.

L'éruption de la rougeole est quelquefois dans le nord comme chez nous, très-orageuse; j'ai vu l'assoupissement, les convulsions, l'oppression la précéder, les convulsions chez les enfans, & le délire avec léthargie chez les adultes, mais je ne me rappelle pas d'en avoir vu succomber: tout ce travail cesse tout-à-coup dès que l'éruption se fait.

Le traitement de la rougeole est le même que celui de la petite vérole: il se réduit à ces deux indications: ranimer le principe vital lorsqu'il languit, ce qui eſt très-rare, le modérer lorſqu'il réagit avec trop d'énergie, quoiqu'il ne faille jamais oublier que très-ſouvent la nature excite ſans conſéquence les ſymptômes les plus effrayans, ſans nuire pour cela aux malades; combien de ſujets ont éprouvé des convulſions, le délire, la ſoif, des toux convulſives, l'oppreſſion, ſans que cependant des médecins fuſſent là préſens pour calmer ces ſymptômes; ces malades n'en ſont pas morts pour cela, comme nous en avons vu pluſieurs exemples. Concluons donc encore que la rougeole eſt une maladie ſous l'empire de la nature, qui ſait, par un travail admirable exciter la fiévre, dépoſer ſur la peau un miaſme vénéneux, le faire évaporer & dépurer, par ce moyen, la maſſe de nos humeurs.

Le virus rubéolique ſemble ſe porter d'abord ſur les poumons, ce qui s'annonce par une toux ſeche particulière que l'on reconnoît, & qui, comme tant d'autres ſenſations médicinales, ne ſe peut décrire. Un autre organe qui eſt des premiers affectés, ce ſont les yeux & ſur-tout les paupières; il y a bourſouflement des paupières, ſuintement, engorgement ſingulier de la conjonctive.

La purgation dans la rougeole après l'exquamation me paroît moins indiquée par l'expérience que par des principes rationels toujours trop incertains pour diriger les praticiens. J'ai eſſayé ces purgatifs trop ſouvent pour le repos de ma conſcience, je n'ai que trop vu la toux redoubler, la maigreur augmenter; j'ai trouvé plus de reſſources pour emporter cette toux ſecondaire en preſcrivant alternativement l'ipécacuanha comme altérant, & quelques grains de soufre, quoique je sois obligé d'avouer que plusieurs de ceux que j'ai tout bonnement abandonné à la nature, ont été également guéris de cette toux qui dure quelquefois un mois & deux après la dessication des pustules de la rougeole.

Une autre fiévre très-analogue à la rougeole que j'ai souvent observée, peut faire croire que plusieurs enfans ont eu deux fois la rougeole; elle s'annonce par une éruption de petits grains rouges ou de taches pourprées, mais elle n'est ni précédée par la toux, ni par l'état des paupières propre à la rougeole; cette fiévre miliaire est rarement dangereuse, le plus souvent ces enfans sont guéris *spontè*, le troisième jour.

6°. *De la peste.*

C'est une fiévre d'un caractère particulier que la nature excite pour expulser un venin très-énergique. Je n'ai jamais vu de pestiférés, mais je suis arrivé en Pologne quelques tems après que la peste y avoit exercé ses ravages. J'ai connu plusieurs chirurgiens qui avoient été employés au service des pestiférés; j'ai vu plusieurs personnes échappées à ce fléau, & les malades & les médecins m'ont avoué que parmi ceux qui avoient été abandonnés à la nature, il y en avoit eu plus de guéris que parmi ceux qui avoient été traités suivant les règles de l'art. Tous m'ont avoué que, dans ce tems de calamités, l'imagination en tue plus que la peste. Un chirurgien rusé, bien convaincu de cette vérité, avoit annoncé un spécifique infaillible; ce spécifique n'étoit rien d'après son aveu, mais il tranquillisoit les malades, l'imagination ne réagissoit pas, & pendant ce tems la nature employoit avantageusement ses moyens pour éliminer le virus pestilentiel.

Un autre préjugé c'est de croire que tous ceux qui sont atteints du virus de la peste sont tous également très-dangereusement malades. Je me suis assuré que cela est très-faux, j'ai vu plusieurs juifs Tartares, Lithuaniens guéris de la peste, qui m'ont assuré avoir été très-peu malades.

On voit la plus parfaite analogie entre la peste & la petite vérole; l'une & l'autre produisent plus ou moins d'effet, suivant l'idyosincrasie des sujets qui en sont affectés. Plusieurs le bravent impunément, d'autres en sont si fortement affectés qu'un jour, une heure suffit pour les tuer; d'autres vivent plus long-tems & sont très-dangereusement malades, d'autres très-malades guérissent de la peste & de la petite vérole; plusieurs enfin, sont à peine malades.

Dans l'un & dans l'autre la nature dépure la masse des humeurs d'un virus délétère qu'elle dépose sur la peau plus généralement dans la petite vérole & plus spécialement dans la peste; ici les bubons aux aines, aux aisselles suffisent pour recevoir le venin pestilentiel, mais cela n'est pas tellement vrai qu'il ne forme sur d'autres parties des tumeurs inflammatoires, gangreneuses. J'ai vu à Vilna une fille guérie de la peste qui avoit une grande cicatrice au bras, suite du dépôt pestilentiel qui s'étoit terminé par une escarre gangreneuse.

La petite vérole nous est venue des mêmes

régions que la peſte ; on inocule comme elle la peſte, & cette inoculation adoucit l'énergie du virus. Dans l'une & dans l'autre le médecin doit le plus ſouvent modérer l'impétuoſité du principe vital & quelquefois le ranimer, ce qui donne les deux principes d'indications à ſuivre.

Dans la petite vérole comme dans la peſte, l'imagination réagiſſant aggrave les ſymptômes & la rend ſouvent mortelle. J'ai vu une jolie femme qui n'eut aucun accident tant qu'elle ignora qu'elle avoit la petite vérole, qui fut tuée en vingt heures dès qu'elle eut appris la nature de la maladie dont elle étoit affligée. Dans la peſte comme dans la petite vérole, la nature ſait ſeule dompter un venin très-délétère, le maſquer & l'expulſer.

Sanctorini avoit déjà obſervé de ſon tems que les peſtiférés négligés guériſſoient mieux & en plus grand nombre que ceux qui avoient été bien médicamentés, & il n'eſt pas le ſeul auteur qui ait fait cet aveu plein de candeur. D'où nous devons conclure que ſi la nature a aſſez d'énergie pour vaincre la plus terrible des cauſes morbifiques, le virus peſtilentiel, ſera-t-on ſurpris d'entendre dire que les autres maladies dont nous avons traité & dont nous parlerons dans la ſuite, ſont immédiatement ſous l'empire de la nature.

7°. *De l'éréſipele.*

Cette maladie eſt très-commune en Lithuanie, on l'appelle la roſe ; les gens du peuple y ſont très-ſujets ſur-tout en été ; comme dans ce pays les nuits ſont ſans ſerein, les ouvriers aiment à coucher en plein air ; aussi ai-je observé à l'Horodnisa, près de Grodno, lieu qui renfermoit plus de 1500 ouvriers, qu'en Juillet & Août les érésipelles étoient très-communs dans mon hôpital ; le plus souvent ils occupoient la tête. J'en ai souvent traité aux bras, aux jambes ; ils étoient plus ou moins graves ; souvent la fiévre étoit à peine sensible, sur-tout lorsque l'éruption se faisoit sur les jambes, mais si elle attaquoit la tête, le visage & le cou, la fiévre étoit forte les premiers jours ; dans tous, la peau tendue, seche, resplendissante, vermeille, rose, souvent des phlictaines répandant une sérosité très-âcre, excitoient des démangeaisons très-cuisantes. L'éruption faite, la peau boursoufflée s'affaisse peu-à-peu, devient d'un rouge plus pale, après cela jaune, l'épiderme tombe par parcelles en écailles ; quelquefois la fiévre est si véhémente, l'érésipelle occupant la face & le cuir chevelu, que le délire survient.

En général je me suis assuré que la nature seule guérit très-bien cette maladie ; j'ai traité *secundùm artis leges*, trois malades, trois autres furent abandonnés à la nature, tous six furent guéris également ; un des trois abandonnés à la nature, eut une hémorragie abondante par le nez, aussi la fiévre étoit-elle vive ; en dormant il radotoit, jamais il ne voulut se laisser saigner. J'ai traité au moins cent érésipelles à Grodno ; une diete légère, comme crême de riz, lavemens d'eau tiéde, la saignée lorsque la fiévre étoit forte & des tisanes nitrées ont été tous mes remèdes. Jamais topique, excepté le cas de phlictaines, avec démangeaison ; alors je faisois un liniment de jus de réglisse ou de décoction de semences de lin.

Quelquefois j'ai dû revenir à la saignée ; cette maladie n'a point de terme fixe, je l'ai vu s'étendre depuis trois jours jusqu'à vingt-un. Elle est plus longue lorsque son siége est à la tête. Si dans ce cas le délire survient, appliquez quelques sang-sues dans le voisinage de la tumeur. J'ai vu des érésipelles rendus gangreneux par l'usage des topiques, notamment de l'eau vegeto-minérale de Goulard.

Les Lithuaniens sont très-sujets à cette maladie, sur-tout en été, même à tout âge; j'ai traité un vieillard de 70 ans chez qui l'inflammation érésipellateuse à la tête fut si violente que je fus obligé d'ordonner deux saignées. Pour résumer, une simple tisane nitrée & une diete légère lorsque la fiévre est modérée & l'érésipelle peu étendu aux bras ou aux jambes. Si la fiévre est vive, la douleur de tête très-forte, l'érésipelle occupant le cuir chevelu, des lavemens, une saignée.

Après la guérison, si l'appétit languit, je purge avec une demi-once de séné ou une once de sel d'epsom, ou le plus souvent avec trois onces de pulpe de casse. Une observation qui semble favoriser l'opinion des anciens qui attribuoient l'érésipelle à une bile exaltée & à un travail dans le foie ; c'est que j'ai bien vérifié que plusieurs de nos malades se plaignoient d'une douleur spasmodique dans l'hypocondre droit, & que presque tous, sur la fin de cette éruption inflammatoire, offroient des évacuations jaunes & bilieuses ; plusieurs ont éprouvé un vomissement d'une bile verte & érugineuse.

8°. *Fiévre & autres maladies aigues causées par l'ivresse.*

En Lithuanie comme en Pologne, non seulement le peuple, mais encore les nobles & les magnats sont adonnés à l'usage immodéré du vin & des liqueurs ; on ne termine aucune affaire soit générale, soit particulière, sans que la moitié au moins de l'assemblée ne soit ivre. J'ai vu après les diétines, les salles du palais jonchées de gentils-hommes ivres-morts ; les paysans hommes & femmes ne desirent l'argent que pour boire une eau-de-vie de grains rendue assez agréable avec les semences d'anis.

Sans parler de la fiévre éphémère qui accompagne toujours l'ivresse, & qui se termine par la sueur, j'ai vu par cette cause des fiévres ardentes avec délire, prolongées jusqu'au septième jour ; le mal de tête est extrême, la peau brûlante, les malades sentent presque tous une chaleur d'entrailles qui est modérée par les hémorrhoïdes qui fluent abondamment ; on a observé que la saignée est mortelle dans cette fiévre : aussi quoique le délire l'accompagne ne la pratique-t-on jamais ; les tisanes acidules, les demi-bains, l'oxicrat sur la tête, les lavemens répétés sont les seuls moyens pour modérer l'énergie de la nature.

Mais les ivrognes ne sont pas toujours assez heureux pour que le principe vital excite une fiévre salutaire pour dépurer la masse des humeurs du levain spiritueux ; souvent l'ivresse est si forte qu'ils meurent asphictiques. On m'a assuré que quelques-uns, dans cet état d'asphixie, exhalent une vapeur spiritueuse susceptible de s'enflammer; je n'ai jamais été témoin de cet étonnant phénomène; j'ai disséqué un cuisinier qui mourut asphictique & qui, dit-on, avoit exhalé cette vapeur enflammée. Je trouvai la membrane interne de l'œsophage & de l'estomac très-noire, les vaisseaux du cerveau comme injectés, les veines variqueuses, tous les sinus engorgés d'un sang noir & grumelé, & ce qui est très-rare dans les ouvertures de cadavres, cinq grosses tumeurs squirrho-cartilagineuses dans différentes régions de l'épiploon, la plus grosse comme une poire, la plus petite comme une noisette.

Si les Lithuaniens périssent souvent asphictiques par l'effet immédiat d'un accès d'ivresse, on doit croire que l'apoplexie sanguine est fréquente chez eux; effectivement elle est beaucoup plus commune que dans nos contrées. J'ai vu périr de cette maladie un grand nombre d'ivrognes de tout âge depuis 50 jusqu'à 60 ans. Cette espece que l'on pourroit appeller, suivant le plan de M. de Sauvages, *Apoplexia ab ebrietate*, est rapide dans sa marche; c'est une maladie éminemment aigue. Tous ceux que j'ai vu, savoir douze, sont morts en douze à quinze heures. J'en ai ouvert les cadavres de quelques-uns, dans tous j'ai trouvé le sang extravasé dans un des ventricules du cerveau, & tous les vaisseaux comme injectés.

Quoique j'aie attribué un autre principe à la rose de Lithuanie ou éréspelle, je suis persuadé que cette maladie si commune est beaucoup fomentée par l'abus des liqueurs, de même que la fiévre hémorrhoïdale à laquelle les Lithuaniens sont très-sujets ; cette fiévre très-réelle est causée par l'inflammation du rectum qui tombe quelquefois en gangrene, comme je m'en suis assuré par l'ouverture du cadavre d'un Lithuanien qui mourut avec tous les signes d'une inflammation aux gros intestins : je trouvai le colon enflammé, le rectum garni de grosses tumeurs noirâtres & des escarres gangreneuses jusques à l'anus ; deux saignées offrirent un sang coenneux.

L'ivresse cause aux Lithuaniens d'autres maladies chroniques dont je rendrai compte dans un autre mémoire. Ces maladies sont la foiblesse de mémoire, la stupidité, le tremblement même chez les jeunes gens, la paralysie, l'obstruction du pancréas, du foie, de la rate, le racornissement de l'estomac avec épaississement de ses membranes, vomissement, céphalagie, vertige, toutes ces especes ont été déterminées par une suite d'ouverture de cadavres. Outre ces fiévres éruptives que nous venons d'indiquer, il y en a plusieurs autres nommées pourpre, scarlatine, milliaire qui sont ou symptômes des fiévres catarreuses malignes, ou des intermittentes pernicieuses ; ces éruptions sont presque toujours salutaires dans ces fiévres ; elles soulagent la nature qui procure ces éruptions, *bona intentione*, c'est une crise préliminaire. Plusieurs autres fiévres avec éruption de grains rouges, blancs ou de taches roses sont essentielles, alors elles sont plus analogues par leur marche à l'érésipelle, à la rougeole, à la petite vérole ; dans toutes, la nature seule fait développer un virus particulier d'une mixtion absolument inconnue, elle fait seule le masquer, en affoiblir l'énergie, le déposer sur la peau, l'évacuer absolument d'une manière presqu'insensible. Encore une fois l'artiste ne doit que modérer les efforts de la nature s'ils sont trop véhémens, ou la ranimer lorsqu'elle est trop foible; c'est la pratique des Haen, des Svieten, des Lieutaud. Malheur aux malades dont les médecins perdent de vue ces deux indications pour évacuer une humeur sur laquelle leurs purgatifs n'ont point de prise.

9°. *De la pleurésie & péripneumonie, ou de l'inflammation du côté & de la poitrine.*

Autant cette maladie est commune en France, autant elle est rare en Pologne, sur-tout en Lithuanie; sur cette foule de malades notés dans mes *adversaria*, je n'ai trouvé que trois inflammations de poitrine, une pleurésie & deux vraies péripneumonies, encore le pleurétique étoit françois, d'un tempérament maigre & sec: il guérit quoique très-malade, il fut jugé le quatorzième.

Une année cependant, en 1779, en Février & Mars nous eumes à Grodno plusieurs pleuro-péripneumonies; j'en traitai une vingtaine, mais la maladie quoiqu'inflammatoire étoit bilieuse; les saignées nuisibles; la langue étoit jaune, limoneuse, la respiration fétide, l'envie de vomir fréquente, une diarrhée plus ou moins marquée chez tous les malades, quelquefois vermineuse, la peau seche, le pouls foible, peu dur, la douleur de côté vive les premiers jours, mais vague, se portant tantôt au-dessus, tantôt au-dessous des mamelles, quelquefois à l'omoplate.

Ceux qui furent plusieurs fois saignés moururent; si le pouls étoit dur, le mal de tête véhément, les crachats sanglans, copieux, j'ordonnois une saignée, mais le plus souvent je me contentois de sang-sues appliquées sur le côté douloureux, je faisois vomir avec quelques grains d'ipecacuanha : après l'émétique qui faisoit rendre une grande quantité de matières bilieuses & souvent des vers, la douleur de côté diminuoit, la langue étoit moins bourbeuse, le mal de tête se dissipoit, des lavemens laxatifs étoient prescrits tout le tems d'irritation, des tisanes nitrées ou avec bourrache, buglose, suffisoient pour tout remède, des crêmes de riz pour nourriture; si le mal de tête étoit opiniâtre, des sinapismes le diminuoient après l'irritation.

Sur vingt-deux malades il ne mourut qu'un jeune homme qui avoit long-tems craché le sang & avoit les avant-coureurs de la phtisie; je fis faire le relevé de cette épidémie dans les économies royales, elle fut plus meurtrière par l'abus des purgatifs actifs & des remèdes incendiaires des médecins juifs; mais aussi je dois avouer que l'on m'apporta l'histoire de 13 paysans qui n'ayant pas de quoi payer des remèdes s'abandonnerent à la nature qui les guérit aussi radicalement que ceux que j'avois dirigés. On peut compter sur ce fait précieux : j'en fis venir à Grodno quatre pour les questionner moi-même; mais comme on le verra dans la suite, j'aime quelquefois à citer mes fautes & mes malheurs;

j'ai à me reprocher la mort d'un jeune homme qui, attaqué d'une vraie péripneumonie, ne fut pas assez saigné : vu l'épidémie je ne crus pas la maladie d'un caractère vraiment inflammatoire, parce qu'elle étoit vermineuse, bilieuse. Cependant l'ouverture du cadavre m'apprit que l'inflammation avoit été très-réelle & très-forte ; les poumons avoient suppuré : dès le onzième jour, les symptômes de suppuration interne parurent ; il languit avec beaucoup de douleur jusqu'au trentième jour. Quant à la vraie pleurésie & péripneumonie inflammatoire, j'en ai traité un assez bon nombre en France, soit à Lyon, soit à la campagne. Voici ma méthode qui est celle de nos grands maîtres : rarement j'ai fait plus de trois saignées, plus rarement encore j'ai fait vomir ; des tisanes nitrées & béchiques, des lavemens dans le tems de l'irritation, quelquefois les vésicatoires sur le côté affecté, sur-tout si l'expectoration cesse ; le suc de bourrache est un grand remède dans tous les tems, l'oximel est aussi efficace ; si les crachats vont avec peine, le kermès à un quart de grain m'a été très-utile ; par cette méthode très-simple j'ai guéri, ou plutôt la nature un peu aidée a guéri presque tous mes malades. Je ne trouve, dans mes *Adversaria* que deux morts sur trente malades tant pleurétiques que peripnéumoniques. Le camphre dans certains cas, lorsque le pouls est dur, le sang très-coenneux, la douleur vive, réussit. Des pigeons ouverts vivans & appliqués sur le côté douloureux ont quelquefois calmé la douleur.

Ces maladies sont le triomphe de l'art de guérir. Avouons cependant pour conſerver les droits de la nature, que j'ai connu des pleurétiques qui ſans ſaignées & même traités par la méthode Helmontienne, (les ſueurs dès les premiers jours) ont été très-bien guéris ; il eſt vrai que pluſieurs traités ainſi ſont morts ; il ne faut pas croire néanmoins qu'en ſuivant la méthode Hippocratique, tous les malades en réchappent : il en meurt au moins deux ſur trente ; dans un de mes malades bien guéris ſurvint le délire *ab inanitione*; qui fut diſſipé en lui faiſant manger toutes les heures de petites ſoupes.

Le ſang coenneux n'eſt pas toujours un ſigne certain d'inflammation ; je l'ai obſervé tel, pluſieurs fois, ſans aucun autre ſigne d'inflammation : obſervation importante que je viens de vérifier ſur un ſujet qui ſouffroit d'un point de côté avec fiévre, & qui a été guéri après une ſaignée qui donna un ſang très-coenneux. Le jour même il ſua conſidérablement, & le lendemain les douleurs de côté, le mal de tête diſparurent. On pourroit appeller cette eſpece, éphémère pleurétique ; cette criſe me rappelle une autre obſervation bien ſingulière. En Novembre de 1784, on amène à l'hôpital un ſujet de 30 ans, malade depuis cinq jours, la reſpiration étoit très-laborieuſe, la douleur de côté affreuſe, le pouls dur, véhément, la toux ſuivie de crachats ſanguinolens, la peau aride, brûlante. Je le fis ſaigner deux fois, le lendemain la ſueur fut ſi abondante qu'elle formoit un brouillard viſible autour du corps ; après cette ſueur tous les ſymptômes diſparurent, je le gardai encore huit jours preſque malgré lui pour m'aſſurer s'il ne furviendroit pas quelques accidens ; il n'en parut aucun.

10°. *De la fiévre quotidienne & tierce printanieres.*

Je ne distingue point ces deux fiévres, vu que la même épidémie les produit l'une & l'autre, & que le même sujet passoit souvent de l'une à l'autre. Cette fiévre regne presque tous les printems à Grodno ; sur 1500 artisans nous en avions chaque année au moins soixante, attaqués de cette fiévre tierce ou quotidienne ; la tierce étoit plus commune, la double-tierce très-rare. Quelquefois elle étoit très-bénigne, d'autres fois elle étoit pernicieuse ; voici en peu de mots l'histoire de l'une & de l'autre.

Dans la bénigne les malades ressentoient une pesanteur à la tête, quelques jours avant le premier accès, qui commençoit par un frisson très-violent durant une heure ou deux ; la plupart avoient des envies de vomir, & même vomissoient ; pendant le frisson, plusieurs rendoient des glaires épaisses, d'autres une bile altérée ; le mal de tête augmentoit pendant la chaleur qui étoit vive & brûlante, le pouls concentré pendant le frisson prenoit de la célérité & se développoit pendant la chaleur qui duroit trois ou quatre heures avec grande soif, sécheresse à la bouche, inquiétude, la sueur onctueuse, abondante & souvent fétide pendant deux heures.

Dans plusieurs sujets les accès retardoient d'une heure ou deux à chaque retour. Plusieurs éprouvoient des gales, croûtes sur les levres, dans le nez. Ces éruptions annonçoient la fin prochaine de la fiévre ou des accès plus légers.

J'ai remarqué que les malades abandonnés à la nature, qui avoient le courage de souffrir le quatrième, septième ou quatorzième accès, étoient moins défaits & plutôt rétablis que ceux qui avoient été médicamentés, sur-tout que ceux qui avoient pris beaucoup de quinquina; aussi en ai-je traité plus de deux cent sans saignées, sans purgations ni quina. Si le malade avoit envie de vomir, j'aidois la nature avec de l'oxymel simple, bu *affatim*, tiéde. Si le teint étoit jaune dès le premier jour, la bouche amère, je faisois vomir avec l'ipécacuanha, & le plus souvent avec dix grains de racine d'asarum fraiche qui, très-aromatique & âcre, fatiguoit moins mes malades, & j'ai vu plusieurs fois la fiévre céder au troisième accès à ce remède. Hors ce cas je me contentai d'une diete sévère, de bouillons de dent de lion, de chicorée amère, de quelques infusions de camomille, de fumeterre, de gentiane seulement après le septième accès.

Je dois même avouer avoir connu une foule de paysans qui, sans s'écarter de leur train de vie, buvant même leur eau-de-vie, ont été très-bien guéris après avoir souffert sept ou quatorze accès. D'autres ont emporté la fiévre d'emblée, en délayant une dragme de tabac vulgaire dans une verrée d'eau-de-vie: ce remède les faisoit quelquefois vomir jusques au sang.

J'ai été plusieurs fois étonné des changemens que cette fiévre cause à la physionomie, j'ai vu de très-jolies femmes ou filles être tellement défigurées qu'elles n'étoient plus reconnoissables. On auroit dit qu'elles étoient étiques, mais un mois de bon appétit leur rendoit la fraicheur & l'embonpoint ; elles étoient même plus fraiches, plus jolies après cette maladie qu'auparavant; mais n'espérez point une guérison radicale, si l'appétit véhément ne reparoît pas. Rien n'est plus commun que de voir des retours après un mois de fausse guérison ; j'ai quelquefois observé jusqu'à trois ou quatre récidives ; dans ce cas le teint est jaune ou plombé ; alors il y avoit empâtement au foie ou à la rate ; si cependant la fiévre ne cessoit pas après le quatorzieme accès, je songeois aux fébrifuges, l'*arnica montana*, le sel ammoniac, la gentiane, l'écorce de saule & le quina m'ont souvent également réussi ; les malades trop purgés ont guéri plus difficilement ; chez eux j'ai constamment observé l'œdème & la bouffissure.

L'année 1776 les fiévres tierces, printannières, étoient précédées par une toux seche avec douleur de poitrine ; cette toux duroit autant que la fiévre, & tourmentoit sur-tout pendant le frisson ; lorsque les accès s'opiniâtroient à revenir, je faisois appliquer de la pulpe d'anémone (*) *patens*, sur les carpes, les poignets, rarement ce secours a manqué de produire son effet. Cette pulpe cause des phlictaines comme les vésicatoires, j'ai appris cette méthode des paysans : souvent indépendamment des sueurs, les lavemens simples procuroient, sur la fin de la maladie, des évacuations bilieuses très-abondantes; quelquefois

---

(*) Cette espece d'anémone qui couvre les terreins sablonneux de Lithuanie, fleurit des premieres ; elle pousse plusieurs hampes à involucres, d'une même racine ; sa corolle est bleue ou blanche, velue, très-grande. *Voyez* notre Flora lituanica, tome II.

J'ai vu les vases remplis de glaires épaisses. Les malades médicamentés *juxtà leges artis*, voyoient souvent changer leur fiévre tierce en fievre quotidienne; plusieurs même finissoient par l'hydropisie dont quelques-uns sont morts. Nous sauvames cependant un Dominicain ascite & leucophlegmatique d'un volume monstrueux, en faisant des incisions au scrotum, à la verge, de même qu'aux jambes. Pendant cinq jours l'eau ruisseloit goutte à goutte par les ouvertures, les martiaux, les amers & les aromatiques faciliterent une pleine & entière guérison, il n'y eût qu'une escarre gangreneuse au pied, qui fut arrêtée par la décoction de quinquina.

11°. *Fiévre tierce penicieuse.*

L'an 1777 cette fiévre ravagea toute la Lithuanie; j'en traitai 42 à l'Horodniza ou à Grodno. Sur une population d'environ trois mille personnes, trois moururent, sa marche n'étoit point régulière; dans plusieurs elle étoit vraiment hémitrithée, dans d'autres aphémerine dans plusieurs les premiers accès étoient réguliers & ne laissoient aucune suite fâcheuse, comme dans la bénigne: mais dès le quatrième le délire se développoit avec abattement de forces; dans d'autres l'affection comateuse duroit pendant tout le redoublement, d'autres enfin souffroient de fréquentes défaillances pendant les premières heures du redoublement. Dans le même tems une foule de malades étoit attaquée de fiévres tierces presque bénignes; d'où l'on peut conclure que toutes ces especes, de M. de Sauvages, ſont tout au plus des variétés du type primitif, c'eſt-à-dire que ce n'eſt que le virus fébrile qui cauſe différens accidens ſuivant le ſujet qu'il attaque.

Dans cette fiévre pernicieuſe, outre le délire plus ou moins évident, grand abattemement des forces, pouls petit, douleur de tête, peau ſeche, ſoif immodérée; après le redoublement, pouls lent, mais peu de forces, douleur ſourde à la tête, indifférence pour les objets les plus chers, abattement, quelques-uns cependant furieux, étoient plus forts qu'en ſanté, mais le délire fini, ils étoient encore plus foibles que les autres.

Cette année je crus devoir traiter cette fiévre ſuivant la méthode de Torti; dès le commencement je donnai le quina à haute doſe, des tiſanes acides, ſur-tout le Berberis. Si le malade avoit envie de vomir, le plus ſouvent je n'ordonnois qu'une irritation avec une plume & de l'eau tiede; les trois qui moururent furent traités par la méthode des purgatifs: on les fit vomir, on les purgea, le médecin qui les dirigeoit ſe traita de même & mourut.

Cette fiévre ſe jugeoit par les ſelles au quatorzieme ou vingt-unieme; mais pluſieurs ne furent jugés qu'au vingt-neuvieme ou trente-troiſieme, & d'autres plus tard; la convaleſcence étoit très-longue & au moindre mouvement les ſujets prenoient mal au cœur ou éprouvoient des étourdiſſemens; ces derniers ſymptômes duroient pendant pluſieurs mois, ſur-tout chez ceux dont le délire avoit été véhément; les ſangſues appliquées aux tempes produiſirent des miracles: dans le cas de délire furieux, je preſ-crivis

crivis des vésicatoires à ceux dont l'abattement des forces étoit extrême avec délire sourd; ce secours fut très-efficace, mais le vin vieux fut le meilleur cordial. Cependant, je dois l'avouer, plusieurs paysans éloignés furent guéris de cette même fiévre dans le même tems & la même année, sans autres remedes que l'eau & le bouillon; il est vrai que plusieurs moururent; je me suis même assuré que sur sept dans un village abandonnés à la nature, trois étoient morts.

De mes malades quelques-uns furent jugés par des tumeurs, furoncles; un eut un abcès à la parotide gauche, un autre, la gangrene au dos; dans la plupart la langue étoit rouge, vermeille, luisante; elle ne noircissoit que lorsqu'ils ne boivent pas.

Cette épidémie n'épargna pas même les enfans; j'en traitai deux, un de trois ans, l'autre de cinq, & quoiqu'ils ne prissent le quina qu'en lavemens, ils réchapperent. Plusieurs sujets, après les premiers accès, eurent des éruptions miliaires qui furent salutaires en ce qu'elles firent cesser le délire, mais elles ne furent point critiques.

Avantde finir l'article des fiévres intermittentes, je dois observer que les autumnales, très-communes à Lyon, étoient rares à Grodno. Je n'ai vu pendant six ans que sept fiévres quartes, qui comme ailleurs étoient très-opiniâtres; l'usage de les traiter par l'arsenic, *minimâ dosi*, à un quart de grain dans une pinte d'eau, usage sagement condamné par Sthal, s'est pour ainsi dire cantonné en Lithuanie. J'ai su que quelques gentils-hommes, ennuyés de la durée de cette fiévre, avoient pris ce qu'on appelle dans le pays le ſecret des médecins juifs, qui, comme je l'ai appris de l'un d'eux, n'eſt que l'arſenic, & je dois avouer que ce remede en a guéri pluſieurs ſans ſuite funeſte : un ſeul fut attaqué de coliques violentes qui ſe diſſiperent en laiſſant une ſtupeur ſur le bras & la jambe gauches.

12°. *Du rhumatiſme ou inflammation du ſyſtême muſculaire.*

Si les fiévres catarrales ſont communes en Lithuanie par les cauſes rapportées dans un des articles précédens, on doit croire que le rhumatiſme eſt auſſi dans ce pays une maladie aſſez commune ; effectivement, en hiver comme en été, nous en avions pluſieurs dans nos hôpitaux : l'été parce que l'état de l'atmoſphère varie autant qu'en hiver, car il n'eſt pas rare de voir paſſer le thermomètre de dix degrés au-deſſus de o à 24, qui eſt la plus grande chaleur que nous ayons éprouvé ; d'ailleurs, comme nous l'avons dit à l'article de l'éréſipelle, nos ouvriers & nos payſans à Grodno étoient habitués à dormir l'été *ſub dio*, en plein air, ſans s'inquiéter de la fraicheur, auſſi en ai-je reçu qui étoient perclus de tous leurs membres, ne pouvant pas plus remuer que des paralytiques & ſouffrant des douleurs atroces.

Les premiers jours il n'y avoit aucune apparence de fiévre, ce n'étoit que le troiſieme ou quatrieme jour qu'elle ſe développoit ; ſi elle étoit modérée, je n'ordonnois que des tiſanes tempérantes nitrées, animées avec le ſuc de baies de ſureau, ſi le pouls trop plein, trop accéléré, trop dur me faiſoit craindre quelque ravage, je faiſois ſaigner une ou deux fois; le ſang étoit conſtamment coenneux comme dans la pleuréſie. J'eus lieu de me repentir d'avoir omis les ſaignées dans un jeune ſujet de ſeize ans, qui étant maigre & très-délicat, ne me parurent pas indiquées, vu que le pouls n'étoit ni dur, ni accéléré. Ce rhumatiſme occupoit les muſcles des feſſes & ſimuloit une ſciatique, les douleurs étoient vives, le régime antiphlogiſtique n'empêcha pas la ſuppuration qui, comme l'ouverture du cadavre nous l'apprit, fit en trois ſemaines des ravages étonnans, le pus faiſoit des fuſées dans tous les muſcles du baſſin; il avoit pénétré dans la cavité cotiloïde ou dans l'articulation de l'os de la cuiſſe, rongé le cartilage de la tête du fémur, détruit le ligament rond. Nous ſoupçonnames bien la ſuppuration, mais nous n'oſames haſarder aucune opération, vu que le ſujet étoit énervé par des débauches ſecretes. Cette obſervation qui n'eſt pas neuve, prouve que ceux qui ont prétendu que le rhumatiſme aigu étoit une inflammation qui ne ſe terminoit jamais par la ſuppuration, ont trop étendu une belle obſervation qui eſt cependant aſſez généralement confirmée par l'expérience.

Le plus grand nombre de nos malades attaqués de rhumatiſmes étoit radicalement guéri avant le quarantieme jour; la ſueur & des urines blanches conſtituoient la criſe, quelques-uns cependant paſſerent à l'état de rhumatiſme chronique qui cédoit dans un mois ou deux à l'uſage de la douce amère, de la ſaponaire, du Glouteron, de la rapure de buis, de genièvre en décoction; ces remedes réussirent chacun isolé sur différents sujets, mais la saponaire nous a paru le plus énergique. Nous avouerons cependant que trois de nos malades furent aussi malheureux que Boerhaave, leur rhumatisme dura dans l'un six mois, chez l'autre un an, & dans le troisieme quatorze mois.

L'humeur rhumatismale peut occuper tous les muscles du corps; mais ceux du cou & des extrêmités en sont le plus souvent affectés; il est rare de voir les quatre extrêmités attaquées à la fois, alors la maladie est affreuse, nous en avons eu un exemple dans un paysan qui fut obligé de rester trois heures caché dans un marais pour éviter les poursuites des soldats russes; il nous fut apporté tout perclus; jour & nuit il poussoit les hauts cris par les douleurs atroces qu'il éprouvoit; la fievre étoit très-vive, le sang coenneux, le sujet robuste; nous ordonnames successivement quatre saignées; à la quatrieme les douleurs furent supportables; les boissons antiphlogistiques furent employées, le quarente-unieme jour il fut radicalement guéri. Pendant dix jours ses urines déposoient un sédiment au moins épais d'un pouce; il n'eut pas d'autre crise, la peau fut en moiteur pendant les dix derniers jours; il fut singuliéremen tourmenté des hémorrhoïdes externes que nous dégorgeames trois fois avec les sangsues. Ce fait prouve que la nature cherche elle-même dans le rhumatisme à procurer une évacuation de sang. Dans un autre sujet attaqué d'un torticoli & d'un pleurodyne, fausse pleurésie ou rhumatisme des mufcles de la poitrine, nous obfervames une copieufe hémorrhagie par le nez.

Ce tableau des rhumatifmes obfervés dans notre hôpital de Grodno, prouve encore que cette maladie, comme toutes celles dont nous avons parlé, eft rigoureufement fous l'empire de la nature; que le médecin en la traitant doit fuivre les indications qu'elle fuggere. Il ne faut pas croire que cette énergie du principe vital, qui s'occupe fans ceffe, par des moyens fouvent inconnus, à éliminer la matiere morbifique, foit feulement obfervable en Pologne; parce que les payfans de Lithuanie font des fujets mieux conftitués. Il eft vrai que par cette raifon la médecine expectante triomphe mieux fur de pareils individus; mais les mêmes guérifons s'obfervoient fous notre direction à Lyon avant notre départ pour la Pologne, & s'obferve encore fous la direction des médecins expectans qui, pour le bonheur de nos concitoyens, commencent à faire triompher cette médecine fublime par fa fimplicité, déjà reconnue par Hippocrate, cultivée en France dans le feizieme fiecle par les Baillou, les Houllier, les Duret, prêchée dans ce fiecle par Baglivi à Rome, par Sthal à Berlin, par de Haen à Vienne, médecine reconnue de nos jours à Paris par Bordeu, à Montpellier, par Leroy & Fouquet, médecine avouée recemment par le rapport des médecins de Paris (*): médecine qui triomphera un jour

(*) Voyez la belle obfervation rapportée dans le rapport des Commiffaires nommés par Sa Majefté, pour examiner les phénomenes du magnétifme. Tous les commiffaires & M. Touret ont cru employer un argument victorieux contre les magnétifeurs, en déclarant que prefque toutes les guérifons qu'ils nous préfentent font

de l'ignorance & des préjugés qui concourent à arrêter aujourd'hui ſa marche.

13°. *Des convulſions.*

On pourra aſſez facilement m'accorder que la fiévre, l'inflammation, la douleur même ſont des inſtrumens néceſſaires dont la nature ſait ſe ſervir avantageuſement pour la guériſon d'une foule de maladies; mais on me niera opiniâtrément que les ſpaſmes, les convulſions puiſſent être utiles dans aucun cas : cependant ſi on veut prêter quelque attention aux faits ſuivans, on ne tardera pas à m'accorder que dans pluſieurs circonſtances, les ſpaſmes, les convulſions ſont excitées par le principe vital pour diſſiper des engorgemens, détruire ou expulſer quelques corps ou humeurs hétérogènes. 1°. Dans l'accouchement il y a convulſion réelle, contraction vive de la matrice, des muſcles du bas ventre, du diaphragme; ces ſpaſmes ſont renouvellés de de tems à autre pour dilater le col de la matrice & pour exprimer une humeur lubrifiante qui facilite la dilatation du col de la matrice & du vagin; à quoi tendent ces contractions qui deviennent d'autant plus fortes que l'accouchement eſt plus prochain ? elles tendent toutes à expulſer le fétus qui ayant acquis un certain accroiſſement, devient alors un corps étranger.

2°. Sans perdre les femmes de vue, pluſieurs

---

dûes aux efforts de la nature. Voyez ſur-tout l'eſſai ſur le tiſſu muqueux de Bordeux, vous y trouverez la ſinguliere diſpute de deux célèbres médecins de l'hôpital de Montpellier, dont l'un aimoit la ſaignée, l'autre l'émétique : il arriva que les malades n'étant ni ſaignés ni évacués, guériſſoient comme auparavant.

d'entr'elles, quelques jours avant d'avoir leurs regles, n'éprouvent-elles pas des ſpaſmes aux inteſtins qui cauſent de violentes coliques, même des convulſions aux bras, aux jambes, &c. (*) tout ce travail ſpaſmodique tend à dilater les vaiſſeaux qui doivent donner iſſue au ſang menſtruel. Cette évacuation bien établie, les ſpaſmes les convulſions ceſſent juſqu'à ce qu'une nouvelle plétore exige de nouveaux ſpaſmes.

3°. Que des vents ſoient dévelopés dans l'eſtomac, le canal inteſtinal, qu'éprouvent pluſieurs ſujets ſenſibles ? des étourdiſſemens, des anxiétés, des convulſions légeres qui ceſſent dès que de fortes contractions des inteſtins ont expulſé, *ſurſùm & deorſùm*, *ano & cato*, les flatuoſités qui irritoient le principe vital.

4°. Qu'une bile porracée ſtagne dans le ventricule, le duodenum ou le premier inteſtin pour en cauſer l'évacuation, on a vu naître des coliques, des vomiſſemens, des convulſions épileptiques, douleurs & ſpaſmes, qui ceſſent tout-à-coup après l'évacuation de cette bile altérée.

5°. Qu'un calcul irrite les baſſinets des reins, de violentes contractions ſe ſuccedent avec douleur juſqu'à ce que le corps étranger ſoit porté par les ſpaſmes des ureteres dans la veſſie. Quel eſt le praticien qui n'a pas vu chaſſer avec dou-

(*) Une fille de 18 ans, très-robuſte & très-plétorique a été amenée deux fois à l'hôpital en deux mois ; elle éprouvoit des convulſions affreuſes, imitant l'épilepſie : le viſage dans ces accès, étoit violet ; j'arrêtois à volonté les convulſions, en lui faiſant langer les bras, les cuiſſes & le tronc ſuivant la méthode de Van-Svieten ; mais les bandes relachées, les convulſions revenoient : une forte ſaignée par les ſangſues appliquées aux cuiſſes les a fait ceſſer ; le flux menſtruel ne donnoit pas aſſez abondamment, relativement au tempéramment de la malade.

leur des calculs des reins, de la vessie & de la vésicule du fiel? que ce calcul soit nidulé dans les bronches, une toux périodique l'ébranle, l'humecte & le chasse enveloppé de glaires. Observons en passant que ces spasmes convulsifs sont toujours périodiques, qu'ils cessent plusieurs jours, plusieurs semaines, plusieurs mois. S'ils dépendoient d'une simple irritation méchanique, cesseroient-ils ainsi puisque l'action des calculs ne cesse jamais.

6°. L'astme que Vanhelmont appelloit par une analogie très-ingénieuse, une espece d'épilepsie des poumons, dure quelquefois trente ans; les malades en éprouvent des attaques réglées tous les mois, tous les trois mois, toutes les années. A les voir on croiroit qu'ils vont périr suffoqués; les mouvemens convulsifs des muscles de la poitrine se succedent rapidement, souvent un spasme tonique les occupe tous de maniere à supprimer la respiration. Cependant au grand étonnement des spectateurs, tout ce vacarme cesse bientôt & est terminé par une expectoration abondante d'une matière glutineuse, après laquelle on voit renaître le calme & la santé la plus parfaite. Les astmatiques comme les goutteux s'avisent rarement de faire des remedes; ils savent que leur prétendue maladie est le plus souvent un brevet de vieillesse, que la nature bienfaisante a choisi les poumons pour dépurer la masse des humeurs d'une foule de matières âcres & délétères.

7°. Les hypocondriaques & les hystériques nous offrent un travail spasmodique dont le principe réside dans le système vasculeux du bas ventre ; c'eſt ce qui a fait appeller la veine porte par Sthal, *vena porta*, *porta malorum*. Cette veine qui fait la fonction d'artère reçoit le ſang de tous les viſcères du bas ventre & le ramene au foie, dans lequel la bile ſe ſépare de ce ſang veineux. Très-ſouvent il y a atonie, relâchement de ton, ou débilité de reſſort dans ce ſyſtême veineux; d'où réſultent des engorgemens, des empâtemens, des ſtagnations d'humeurs dans l'uterus, le méſentère, les inteſtins, la rate, le foie. Alors le principe vital ſe réveille, excite des ſpaſmes, des contractions dans tous ces viſcères, leſquels, *per conſenſum*, par communication, cauſent des contractions, des convulſions même dans tout le ſyſtême muſculeux. Cette ſuite de ſpaſmes qui ſe développe tantôt dans un organe, tantôt dans un autre, ſimule toutes les maladies; auſſi l'hypocondrie, l'hyſtérie, les vapeurs ſont de vrais prothées, vu le rapport de la tête avec le bas ventre. Par ces ſpaſmes ſouvent les facultés intellectuelles ſont auſſi altérées dans quelques ſujets ; les paroxiſmes ſont effrayans; car à des convulſions affreuſes ſuccede une aſphixie ou image de la mort; cependant nous voyons ſous nos yeux de ſemblables malades éprouver depuis trente ans de pareils paroxiſmes & vivre exempts de toute autre maladie : or dans cette affection tous ces ſpaſmes tendent à enlever des engorgemens qui deviendroient bientôt ſans eux de vraies obſtructions. Après ce travail la plupart des malades ont des mois entiers qui préſentent l'image d'une parfaite ſanté, & nous avons remarqué, d'après le célébre Lieutaud, que ceux qui ont abandonné les remedes & les médecins, qui se sont soumis à un régime févere, à l'exercice & aux voyages, ont été radicalement guéris, tandis que les autres bien médicamentés, ont été réduits à un état déplorable.

8°. Que des vers nidulés dans l'estomac ou intestins soient mis en mouvement avec les glaires qui les enveloppent; le principe vital excite des spasmes, des convulsions qui en procurent l'évacuation, lesquels spasmes cessent immédiatement après ces évacuations. Me dira-t-on que dans ce cas les spasmes sont un mal ? qui ne voit que la nature ne les excite que pour expulser un ennemi dangereux. (*)

9°. L'épilepsie même n'est point une maladie réelle; le naturiste ne voit dans un accès épileptique qu'un principe énergique qui travaille à éliminer une matière nuisible; cela est si vrai qu'après l'accès les malades jouissent communément de la santé la plus parfaite, & vivent quelquefois pendant très-long-temps, quoique sujets pendant des cinquante ans à des paroxismes très-violens. J'en ai connu plusieurs qui n'avoient jamais fait aucun remede, & qui sans débilité des facultés intellectuelles ont vécu 60 ans éprouvant chaque année vingt ou trente accès.

(*) Lorsque j'entrai à l'hôpital comme médecin ordinaire, je trouvai dans mes rangs une fille de 10 ans, attachée par les quatre membres, sans connoissances, & éprouvant une eclampsie extraordinaire; les convulsions étoient générales & sans interruption; en sentant sa respiration, je reconnus une odeur vermineuse; je lui fis prendre sur l'heure dix grains d'ipécacuanha dans deux onces de manne; elle vomit une grande quantité de glaire avec plusieurs vers: dès ce moment les convulsions cesserent, & le lendemain, on la vit se promener dans les salles.

Il ne s'agit point ici de déterminer quelle espece de dépuration la nature a en vue dans l'épilepsie, nous ignorerons encore long-tems ses vues, son travail, ses moyens ; il suffit de dire que dans les maladies de convulsions, elle opère peut être sur les nerfs le même travail que dans les fiévres sur le systême vasculeux, peut-être ce systême nerveux est sujet à des empâtemens, à une diminution de ton que de violens spasmes peuvent seuls dissiper. De tous ces faits concluons que, dans l'ordre de la nature, les mouvemens convulsifs sont aussi utiles que les fiévres, qu'ils ne deviennent funestes que par accident, que l'intention de la nature est toujours dirigée vers une fin salutaire, savoir l'éloignement de quelque corps étranger qui menace par son action irritante le principe vital on le systême nerveux.

14°. *Des douleurs considérées comme instrumens salutaires dont la nature se sert pour dissiper des humeurs stagnantes ou pernicieuses.*

Nul spasme sans douleur & nulle douleur sans mouvement tonique augmenté ; la douleur & le spasme sont les deux grands instrumens dont la nature se sert pour diminuer la plétorre, enlever les engorgemens & atténuer, masquer, expulser les matières âcres ou hétérogènes qui infectent la masse de nos humeurs ; cependant les hommes & même les médecins, s'opiniâtrent à regarder les douleurs comme des maladies, n'entrant pas dans les raisons qui pourroient les convaincre que ce sont des instrumens salutaires, mais prouvons par des faits que ces prétendues maladies cessent d'elles-mêmes sans remedes ni médecins.

1°. Une des maladies les plus douloureuses, c'est sans contredit la goutte & ses différentes especes; cependant tous les médecins s'accordent aujourd'hui à la regarder comme dépuratoire; ils assurent que dans certains sujets & à certain âge, il faut absolument qu'il se fasse une dépuration du sang. Dans les premiers accès une humeur très-subtile se dépose sur les articulations, le plus souvent aux pieds, quelquefois aux genoux, aux coudes, aux poignets, sur les doigts, souvent dans l'articulation de l'os de la cuisse. Si cette humeur, par l'énergie du principe vital, est ainsi chassée du centre à la circonférence, à la douleur près, qui est souvent atroce, le malade est sans danger, si au contraire, par des remedes mal imaginés, on trouble la nature, il se fait un refoulement de l'humeur arthritique sur les entrailles, sur la poitrine, sur sur le cerveau qui peut simuler des coliques affreuses, un catarre suffoquant, l'apoplexie, & causer dans tous ces cas & bien d'autres, la mort.

Dans la suite, & même dès les premieres années, chez certains sujets la dépuration entraîne sur les extrêmités une humeur plus grossiere, presque terreuse, qui n'est plus susceptible d'évaporation; aussi se dépose-t-elle sur les articulations, & y forme des nodosités, des tumeurs plus ou moins irrégulières qui s'abcèdent quelquefois & fournissent une étonnante quantité de limphe graveleuse.

La goutte, comme l'astme, l'épilepsie, affecte une marche régulière : les uns n'en sont affectés que toutes les années, d'autres au printems & en automne. Il faut, pour déterminer ce travail arthritique ou ces spasmes qui dirigent leur oscillation du centre à la circonférence, une certaine quantité de matière à élaborer, à séparer & à déposer sur les extrêmités. Si cet effet étoit purement méchanique pourquoi ces matières hétérogènes, âcres &c. n'exciteroient-elles pas ces spasmes, lorsqu'elles sont accumulées comme six en quantité, tout aussi-bien que lorsqu'elles sont comme douze ; pourquoi le paroxisme revient-il précisément à telle époque ; jamais les médecins, qui veulent tout expliquer par les loix méchaniques, n'ont pu répondre à cette difficulté.

Si la goutte n'est point une maladie, comme je viens de le prouver ; si au contraire elle est une dépuration avantageuse des humeurs, sera-t-on donc surpris si la plupart des goutteux négligent les remedes & ne consultent point les médecins ; nous en voyons tous les jours qui souffrent tranquillement leurs accès sans employer ni topiques ni médicamens internes, & nous en voyons de très-frais qui ont ainsi supporté leurs paroxismes pendant des demi-siecles. De plus on peut assurer d'après l'expérience, que ces goutteux sont communément peu exposés aux maladies épidémiques & même à toute autre maladie ; il est même très-rare que la goutte abrege la vie, & on a eu raison de dire que comme l'astme, c'est un brevet de vieillesse.

2°. Dans les coliques ou douleurs d'entrailles, les vomissemens, diarrhées, je ne vois qu'une action salutaire du principe vital, qui, par des mouvemens spasmodiques, a intention de purger l'estomac, les intestins, les reins & le foie de plusieurs matières hétérogènes nuisibles, comme flatuosité, gravier, glaires accumulées, altérées, bile dégénérée, vers, alimens altérés, humeur acide, putride, &c. Aussi peux-je assurer que j'ai vu toutes ces especes de douleurs ventrales se dissiper sans remedes par les seuls efforts de la nature ; & presque toujours à la suite de ces coliques, on observe des évacuations salutaires, comme flux hémorroïdal, expulsion de vers, diarrhées simples ou sanguinolentes, évacuations d'une humeur glaireuse ou vitrée ; quelquefois j'ai vu rendre par l'anus après de violentes coliques, des calculs biliaires. D'autres fois la nature ne les excite que pour dissiper des empâtemens dans le système de la veine porte ; alors on n'apperçoit à leur suite aucune évacuation sensible ; mais si la nature est admirable dans son travail pour expulser toute substance nuisible qui se développe dans le foie, les reins, l'estomac, les intestins ; elle ne l'est pas moins lorsqu'elle s'occupe de l'expulsion des corps étrangers introduits par la déglutition, je veux parler des poisons.

Je considere comme tels toute substance avalée qui ne peut se digérer : dans ce sens, les alimens même, les boissons prises en trop grande quantité, excitent le principe vital à causer les mêmes spasmes que pour évacuer les poisons. Celui qui a bu ou mangé avec excès, sent un poids à l'estomac ; bientôt la bouche se remplit de salive, les coliques se font sentir, les flatuosités, la paleur, le tremblement & enfin le vomiſſement ſurvient, qui débarraſſe l'eſtomac de ces ſubſtances alimentaires qui altérées, ſont devenues âcres & cauſtiques.

Même travail pour expulſer les poiſons. Je range ſous cette dénomination les émétiques, les purgatifs; parmi ceux-ci les plus doux comme la manne excitent des ſpaſmes à titre de ſubſtance indigeſte. Les ſpaſmes ſont d'autant plus violens que le médicament ou le poiſon eſt plus irritant: dans ce cas la nature ſe trouble, tous les muſcles ſe contractent, ils n'y a pas une fibrille qui n'entre en convulſion, toutes les forces ſemblent ſe concentrer vers la région de l'eſtomac, ce travail, en faiſant affluer une étonnante quantité d'humeur gaſtrique, excite encore une ſoif intariſſable qui, obligeant le malade à beaucoup boire, donne à l'eſtomac, tendant ſans ceſſe au vomiſſement, un point d'appui pour de plus fortes contractions. Ces boiſſons ſi fortement appetées ſont encore très-utiles pour diſſoudre les particules âcres des médicamens & des poiſons, pour les délayer & empêcher leur contact ſur les membranes de l'eſtomac; cet exemple ne prouve-t-il pas encore que l'auteur de toutes choſes a dirigé tous les mouvemens de nos organes de manière qu'ils tendent tous à éloigner ce qui peut leur être nuiſible?

3°. La toux eſt pour la poitrine ce que les coliques ſont pour le bas ventre; c'eſt un ſpaſme qui tend toujours à diſſiper des engorgemens, des empâtemens, dénicher, détacher, expulſer des humeurs glaireuſes ou âcres qui pourroient gêner les fonctious des poumons; cette toux eſt ſalutaire dans les rhumes, dans les inflammations de poitrine & dans la phtisie. Où en serions-nous dans le traitement des fluxions de poitrine, si une toux salutaire ne purgoit les poumons à mesure que la nature élabore l'humeur par une bonne coction. Dans les simples rhumes, nous serions bientôt suffoqués si la toux du matin n'évacuoit les humeurs catharales accumulées pendant la nuit. Je dis plus, nos phtisiques ou pulmoniques, qu'un ulcère dans les poumons conduit lentement à la mort, seroient bientôt suffoqués, si chaque heure la toux ne chassoit pas une humeur, un pus putride & ichoreux.

Sans abandonner le département de la poitrine, je pourrai prouver que les profondes & fréquentes inspirations dans la plupart des accidens qui affectent les poumons, sont avantageuses pour faciliter une circulation empêchée par des engorgemens, des stases, des inflammations, je pourrai faire voir que les palpitations de cœur, soit les sympathiques, soit les idiopathiques, sont des mouvemens utiles sans lesquels une mort subite emporteroit les sujets qui sont atteints de ces palpitations ; elles tendent à diminuer la masse du sang, qui est souvent refoulée vers le cœur, ou à essayer d'enlever des obstacles dans les artères, comme polypes, &c. Dans l'anevrisme même je pourrai faire voir un travail salutaire & étonnant, montrer comment la nature prévoyant la catastrophe causée par la rupture de la tumeur artérielle, en enduit chaque jour les parois d'une humeur lymphatique, qui perdant sa fluidité, acquiert la forme & la dûreté des membranes les plus denses, & donne à l'artère l'artère dilatée en forme de tumeur, une solidité étonnante ; mais ces considérations, quoique très-lumineuses, me meneroient trop loin, vu les bornes étroites d'un mémoire académique; terminons donc celui-ci par la contemplation des maladies douloureuses de la tête.

4°. L'otalgie ou douleur d'oreille, l'odontalgie ou douleur de dent, la migraine ou douleur de tête périodique d'un seul côté, la céphalagie, la céphalée ou douleurs constantes plus durables & plus générales, seront toujours aux yeux des ignorans des maladies réelles. Cependant je n'y vois comme dans bien d'autres qu'un travail salutaire du principe vital; très-souvent les migraines dépendent d'un désordre dans les premieres voies, de même que la cephalagie, elles cessent après le vomissement. Qu'un homme éprouve après l'ivresse des anxiétés à la région épigastrique, ou vers le creux de l'estomac, des envies de vomir, une abondante salive très-tenue inonde la bouche, la douleur de tête est véhémente, il sent des frissons : deux jours de diete avec le vomissement emporte tous ces symptômes ; le plus souvent ces maux de tête, de dents, d'oreille proviennent d'un spasme dans les entrailles qui est précédé par un froid de quelques jours aux jambes & aux pieds : spasme qui détermine les humeurs à la tête ; alors la nature vise à diminuer la plétorre ou la surabondance du sang par l'hémorrhagie du nez. Si les vaisseaux de cet organe ne se prêtent pas à une suffisante dilatation pour évacuer le sang, alors ce sang stagne dans différentes parties. Il faut une suite de spasmes douloureux pour l'attenuer, le résoudre, le repomper & l'évacuer par la transpiration insensible ou les urines; mais ces spasmes, la nature seule les excite, les dirige, les continue jusqu'à ce que cet engorgement soit entiérement dissipé. Qu'une transpiration supprimée à la tête occasionne les mêmes maux, mêmes spasmes, mêmes douleurs; soit pour rétablir cette transpiration, soit pour attenuer & dissiper l'humeur stagnante. Ici la nature fait tout, j'ai vu cent fois des migraines, des céphalées, des otalgies, des odontalgies dissipées sans remedes, j'en ai moi-même éprouvé, & n'ai pas même songé à me médicamenter.

Mais ce qu'il faut bien remarquer, non seulement la nature fait exciter des spasmes douloureux à la tête pour dissiper des engorgemens d'une maniere insensible; mais souvent elle a en vue par ces spasmes d'y établir des évacuations dépuratoires; c'est sur-tout chez les enfans qu'elle dirige ce courant d'oscillation vers la tête, sa premiere intention est de perfectionner cette partie importante de notre être qui, à la naissance est à peine ébauchée; il faut parachever plusieurs os, développer les dents, &c.

Pour y parvenir elle fait refluer l'humeur nutrive en abondance vers la tête. Si le sujet est vigoureux, il n'y a aucun accident; s'il est foible, la dentition devient laborieuse, les humeurs affluant avec trop d'abondance, causent la croute de lait, la teigne, des tumeurs de toute espece, des écoulemens par le nez, les oreilles, des pustules au nez, sur les levres, aux joues. Faut-il regarder toutes ces éruptions comme maladies? non, sans doute, l'expérience ayant appris que plus les enfans jettent de semblables humeurs, mieux ils se portent dans la suite ; ils sont comme les jeunes chevaux qui, pour être vigoureux, doivent jeter abondamment la gourme. Non seulement ce travail dépuratoire se manifeste chez les enfans, mais encore chez les adolescens, & quelquefois chez les adultes : malheur à celui qui cherche à tarir un écoulement aux oreilles, au nez, des dartres à la tête, &c. Toutes ces maladies dont nous venons de parler, & une foule d'autres qui ne sont que nominales, qui peuvent se rapporter comme suivant la même marche & offrant des mouvemens énergiques qui tendent à des dépurations, peuvent être appellées des maladies actives, ou plutôt ne sont que des réactions du principe vital contre des humeurs morbifiques. Ces réactions, dis-je, sont des efforts salutaires, *sunt conamina naturæ contra materiam morbificam.* Il faudroit maintenant dénombrer celles que l'on peut regarder comme passives, dans lesquelles le principe vital réagit peu ou presque pas, celles pour lesquelles l'art de guérir se tourmente sans cesse ; il faudroit démontrer qu'elles sont la plupart mortelles & que celles que l'on guérit, guérissent aussi souvent *sponte*, mais pour cela il faudroit des détails si nombreux qu'ils peuvent fournir matiere à un troisieme mémoire plus long que celui-ci. Je me contenterai de faire une observation qui me paroît bien grave ; j'ai remarqué que les artistes & moi même, je ne me trouve pas sans reproches à cet égard, songeant toujours aux remedes les plus énergiques dans ces maladies passives qui sont démontrées incurables, comme l'obstruction confirmée, le skirrhe, les ulcérations internes, l'aneurisme, les épanchemens de sérosité ou hydropisie, les paralysies; mais ils ne veulent pas voir que ces remedes très-énergiques sont de vrais poisons pour les hommes les plus sains. Si ces maladies sont incurables, comme leur événement nous le prouve chaque jour, ne peut-on pas avancer que ces remedes, qui n'ont jamais guéri aucune de ces maladies, en affoiblissant le sujet, le rendent incapable de résister aux suites de sa maladie? n'abrége-t-on pas ses jours, &, ce qui doit être compté pour quelque chose, n'augmente-t-on pas cruellement ses douleurs. Ces réflexions m'ont si souvent frappé que sans avoir égard au nombre de visites que de pareilles maladies procurent, j'ai toujours fait ce que j'ai pu pour les éviter, & si cela n'a pas été possible, je me suis seulement occupé à calmer les douleurs, c'est-à-dire, j'ai suivi ce qu'on appelle cure palliative, sans songer à une guérison chimérique. A cette occasion je ne peux résister à la tentation de citer deux observations, sur mille que je pourrois alléguer.

Un honnête négociant de cette ville offre tous les signes d'un empâtement au foie; je le voyois tous les jours comme mon allié, son médecin le purgeoit presque tous les deux jours, j'avois beau prêcher à ses fils, mes amis, qu'on tuoit leur pauvre pere, on ne me croyoit pas, ou plutôt en me croyant on n'osoit rien dire. J'étois jeune, le médecin du papa étoit vieux, donc il avoit raison. Enfin ce brave homme, qui auroit encore vécu sept ou huit ans avec ses obstructions, qui avant ces remedes vaquoit à ses affaires, fut expédié en un mois ; chaque aposeme purgatif diminuoit d'autant ses forces ; enfin lorsqu'on lui eut enlevé toute l'énergie, on s'avisa de lui couvrir le dos de vésicatoires qui lui firent jetter les hauts cris jusqu'à la mort.

J'ai encore plus sur le cœur la seconde histoire : il s'agit de ma mere que vingt-un ans n'ont pu me faire oublier, & sur le sort de laquelle je verse encore des larmes. La mort d'un mari tendrement aimé, l'affecta tellement que six mois après elle fut attaquée d'apoplexie imparfaite, le bras droit & la langue furent pris, la paralysie survint & s'étendit sur l'œsophage ; lorsqu'elle buvoit, le liquide tomboit comme dans un puit. J'étois jeune médecin, j'avois beaucoup lu, Riviere m'avoit appris que ce symptôme étoit mortel, j'osai l'avancer au vieux médecin qui étoit chargé du traitement ; il sourit en me disant qu'il répondoit de l'événement ; on applique vésicatoires sur vésicatoires ; on ordonne émétiques sur émétiques ; on cause des douleurs affreuses qui fatiguerent sans interruption ma pauvre mere pendant un mois, après lequel elle mourut en disant paisiblement qu'on l'avoit bien inutilement tourmentée. Que ces exemples & cent autres qui se montrent chaque jour, servent au moins à modérer l'énergie de nos médecins trop agissans.

POSTSCRIPTUM.

J'AI commencé ces mémoires en me mettant à l'abri de la censure par plusieurs passages de Sthal & de Baglivi qui présentent le résultat de mes observations sur l'énergie de la nature; mais comme on pourroit croire que ces deux grands médecins ont adopté ce sentiment plutôt par bisarrerie que soutenus par un suffisant nombre d'observations; pour dissuader ceux qui pourroient faire naître ce soupçon, alleguons en preuve l'autorité de Boerhaave & d'Offmann; elle sera d'autant plus irréfragable que, comme tous les médecins doivent l'avouer, ces deux peres de la médecine moderne offrent le plus souvent des principes de théorie diamétralement opposés à ceux de Sthal. Quant à Hoffmann, parmi cent passages que nous pourrions extraire de ses nombreux ouvrages, contentons-nous d'alléguer l'extrait de ses propositions sur l'énergie de la nature pour la guérison des maladies, extrait fait par lui-même en marge de sa belle dissertation intitulée : *de optimo naturæ morbos medendi methodo*, dissertation qui se trouve dans le troisieme volume de son systeme de médecine rationnelle, ouvrage composé après quarante ans d'expérience. 1°. *Natura sola sæpe morbos sanat*; la nature guérit souvent seule les maladies aigues. 5°. *Methodus naturæ in causarum remotione consistit*; la méthode de la nature tend à éloigner les causes des maladies. 7. *Ad eas removendas inservit motus solidorum & fluidorum*; tous les mouvemens des solides & des fluides du corps animal, tendent à détruire & à expulser les causes des maladies. 8°. *Hi motus auctiores facti & morbos faciunt & eos solvunt*; ces mouvemens augmentés constituent les maladies & tendent à les dissiper. 10°. *Spasmi sunt salutares in morbis*, les spasmes sont salutaires dans les maladies. 12°. *Natura causam tollendo sanat morbos*; la nature, en enlevant les causes des maladies, en procure la guérison. 13°. *Plebeii præsertim sine ullius medici ope, sæpe feliciter ex febribus imprimis continuis & inflammatoriis evadunt*; les paysans ne sont-ils pas guéris chaque jour de maladies graves comme fievres, inflammations, sans remedes & sans médecins: il avoit dit plus haut, dans le premier paragraphe: *quod qui simplici ac populari victu fruuntur, à febribus acutis etiam gravioribus, pestilentibus malignis, sine omni medicamento, & sine singulari artificiosa medici ope, sola abstinentia & quiete, tutius & felicius solius naturæ qua pollent energia, robore ac viribus sponte liberentur, & tutiùs, feliciùs ac certiùs quàm multi alii divites quoque & magnates, qui fami geratissimis medicis eorumque pretiosis arcanis utuntur, convalescant, tam evidens & notum est, ut nulla plane egeat probatione*: les gens du peuple sont souvent mieux guéris par les seuls efforts de la nature, des maladies les plus graves, comme fievres pestilentielles, malignes & autres, que les gens opulens, dirigés par les plus célèbres médecins. 15°. *In exanthematicis febribus, variolis, morbillis, purpura, petechiis, bubonibus, pestilentialibus, natura sola citra singularem apparatum medicamentorum sanat. Ipsa pestis, ait Sydenham, quid obsecro est aliud quam symptomatum complicatio, quibus utitur natura ad inspiratos una cum aere particulas miasmodes per emunctoria apostematum specie, vel aliarum eruptionum opere excutiendas :* la nature se le guérit sans l'appareil des médicamens, les fievres avec éruption, comme la petite vérole, la rougeole, le pourpre, la peste même, qui, comme l'a observé Sydenham, n'est qu'un travail de la nature qui tend à déposer sur la surface du corps, en forme de bubons, un miasme vénéneux qui a été inspiré. 17°. *Febres intermittentes non rarò sine medici auxilio cum insigni subsequente emolumento discedunt, etiam contumaces autumnales quartanæ :* les fievres intermittentes, mêmes les plus opiniâtres, comme les fievres quartes d'automne, guérissent souvent sans remede, & les malades ainsi guéris par la nature, sont plus vigoureux. 19°. *Febres arthriticæ, rhumaticæ, catharales seu lymphaticæ horripilatione & calore subsequente cum pulsu adaucto (seu solis naturæ viribus) sanantur :* les fievres rhumatismales, catharales & la goutte sont souvent guéries par la nature qui excite le frisson, la chaleur qui tendent à atténuer une transpiration répercutée ou une limphe stagnante.

20°. *Hemorrhagiæ in salutem a natura instituuntur.* Les hémorrhagies sont excitées par la nature pour le salut de ceux qui les éprouvent. 22°. *Hemorrhagiæ plurimos solvunt morbos, febres, insaniam, vertiginem convulsivum, astma, colicam convulsivam, affectus soporosos, hemicranias artriticos & rhumaticos, dolores, pathemata hipocondriaca.* Les pertes de sang excitées par la nature soulagent ou guérissent plusieurs maladies très-graves, comme les fievres, la folie, le vertige, l'astme convulsif, les coliques,

coliques, les affections soporeuses, les migraines, les rhumatismes, &c. &c. 23°. *Natura sanitatem tuetur per catharales defluxiones, diarrhaas, sudores & urinæ profluvium.* La nature prévient & guérit plusieurs maladies en excitant dans certains tems des fluxions catharales, des diarrhées, des sueurs, & en augmentant le cours des urines. 24°. *Singulari naturæ robori tribuendus vomitus quo crudorum sarcina oppletus ventriculus liberatur.* On doit attribuer à une intention salutaire de la nature plusieurs vomissemens qui débarrassent l'estomac de la sabure qui peut le fatiguer & causer des maladies graves. *Idem sentiendum de iis egestionibus quibus natura delitescentes intus & noxam minantes morbificas causas ad habitum corporis utilissime protudit, quod evenit in variis cutis defœdationibus, scabie, lepra, tinea capitis, achoribus, varis maculis cutaneis, tumoribus, eresipelaceis & serpiginosis ulcusculis, aliisque in cute efflorescentiis :* nous devons aussi regarder comme évacuations salutaires, qui dépurent la masse des humeurs, la gale, la lepre, la teigne, la râche, les éréfipelles, les dartres, & autres éruptions cutanées. *Quid podagra senum, ait Sydenhamius, nisi naturæ providentia ad depurandum senum sanguinem atque ad expurgandum corporis profundum ? ut cum Hippocrate loquamur.* Qu'est-ce que la goutte, si ce n'est une dépuration salutaire de la masse des humeurs, qui promet très-souvent, si on laisse la nature tranquille, une longue vie. 25°. *Natura morbos per morbos curat. Febres convulsiones solvunt ; quartana epilepsiam abigit ; convulsiones a vermibus evoluta febre sponte cessarunt ; affectio hypocon-*

driaca febre quartana & tertiana profligata. Insaniæ necnon spasmodici affectus maculis scorbuticis sponte discesserunt. Vitia oculorum, tinnitus aurium, cephalalgia, febre catharali, coryfa profligata; affectio hypocondriaca, melancholia, dysenteria aut diarrhea sanata. Anarsaca, hydrops pectoris cum cordis magno tremore & suffocationis metu ingenti per uterum aquosi humoris fluxu subsedit atque cessavit. Hydropis curatio spontaneo alvi fluxu, hydrops post lapsum, fluentibus copiosis urinis, sanatus. La nature guerit souvent les maladies par l'énergie d'autres maladies. Les fievres font cesser les convulsions; la fievre quarte a dissipé l'épilepsie, la folie & plusieurs affections spasmodiques ont cédé aux taches scorbutiques. On a vu guérir des ophtalmies, le tintement d'oreille, des maux de tête opiniâtres, par l'effet d'une fievre catharale. On a vu l'affection hypocondriaque, la mélancolie disparoître après une diarrhée, une dyssenterie; on a vu l'anasarque, l'hydropisie de poitrine accompagnée de palpitation de cœur & de suffocation disparoître après d'abondantes évacuations de sérosités par le vagin. Une hydropique a été guérie après une diarrhée, une autre après une copieuse évacuation par les couloirs de l'urine.

Nous n'avons extrait des ouvrages d'Hoffman, que les observations que nous avons vérifiées. Ceux qui liront avec attention tous les écrits de cet auteur, & qui saisiront ses principes de pratique qui lui faisoient rejetter tous médicamens actifs, s'assureront qu'il a peut-être été de tous les praticiens le plus soumis à la nature. Presque tous ses médicamens sont si peu énergiques qu'ils étoient incapables de troubler les mouvemens de la nature. Quant à Boerhaave, je ne citerai qu'un seul passage qui prouve qu'il a reconnu dans toute son étendue l'énergie du principe vital pour la guérison des maladies. Je le tire des préleçons de ce célébre professeur sur ses aphorismes. *Febris sæpe sanationis optima causa, febris est instrumentum naturæ, per quod conatur id quod febrim excitat a corpore amovere. Credo plures ægros mori quia febris sanatur, quam quia non sanatur. Anno elapso cum febres epidemicæ grassarentur, tum medici in praxi occupati, omnibus corticem chinæ prescripserunt, unde milleni in hydropem conjecti mortui sunt: hinc ergo videmus quod febris non tanquam hostis sed tanquam auxiliator considerandus sit. Si methodus inveniri posset excitandi quartanam febrim, plurimis succurere morbis possemus.* La fievre est un instrument dont la nature se sert pour chasser ce qui l'a développée. Je crois qu'il meurt plus de malades parce qu'on a supprimé leur fievre, que des effets de cette maladie. L'année passée, lorsque des fievres épidémiques intermittentes regnoient, les médecins les plus en réputation, prescrivirent à tous leurs malades le quinquina, ce qui réduisit des milliers de malades à l'hydropisie terminée par la mort. D'où nous devons conclure que les vrais praticiens ne doivent pas regarder la fievre comme un ennemi à combattre, mais comme un secours efficace pour guérir les maladies. Si on pouvoit trouver un remede capable d'exciter à la volonté de l'artiste la fievre quarte, nous aurions un moyen efficace de guérir plusieurs maladies graves. Nous pouvons ajouter à ce passage lumineux du grand Boerhaave, que nous avons vu périr cette année, d'hydropisie, plusieurs malades attaqués de fievres quartes traitées par le quinquina; mais nous devons ajouter que ce grand homme a eu tort d'avancer cette sentence *Nemo de quartana moritur, nisi male tractatus.* Quelques sujets sont morts cette année traités rigoureusement d'après la méthode que Boerhaave lui-même a proposée. L'année passée sa sentence étoit rigoureusement vraie, mais cette année elle est démentie par l'expérience, & nous ne sommes pas les premiers qui ayons observé des maladies de fievres quartes qui deviennent mortelles pour plusieurs malades.

www.ingramcontent.com/pod-product-compliance
Ingram Content Group UK Ltd.
Pitfield, Milton Keynes, MK11 3LW, UK
UKHW021548260726
13993UKWH00002B/710

9 782329 264929